脳からみた自閉症

「障害」と「個性」のあいだ

大隅典子　著

ブルーバックス

カバー装幀｜芹澤泰偉・児崎雅淑
カバーイラスト｜トヨクラタケル
本文デザイン｜齋藤ひさの（STUDIO BEAT）
本文図版｜さくら工芸社
本文構成｜岡田仁志

はじめに

米国の子ども向けテレビ番組「セサミストリート」をご存じの方は多いでしょう。「クッキーモンスター」「ビッグバード」「エルモ」などのキャラクターたち（マペット）のやりとりを通して、言葉を覚えたり、友だちとのつきあい方などを学んだりする教育番組で、１９６９年の開始以来、米国だけでなく１５０以上の国や地域で翻訳されて、親しまれています。日本でも１９７１年から30年以上にもわたって放送されましたので、ご覧になったことのある方は多いと思います。

この「セサミストリート」のホームページ「Sesame Street and Autism」で読めるウェブ絵本（We're Amazing, 1, 2, 3！）に最近、新しいキャラクターが加わりました。髪の毛はオレンジ、目は緑。エルモの幼なじみの「ジュリア」という名前の女の子です。

ジュリアは、普通の子どもとはちょっと違った行動をとります。

たとえば、ブロック遊びのしかたが、普通の子どもとはちょっと違います。人となかなか目を合わせません。

それから、音にはとても敏感なところなど……。

実は、ジュリアは「自閉症」なのです。

米国では近年、自閉症の子どもの数が大きな増加をみせています。ごく最近では、およそ68人に1人が自閉症であるという報告もなされています。

この割合から考えても、自閉症はけっして「稀な病気」ではなく、とても身近なものです。にもかかわらず、自閉症の子どもの「ちょっと違った性質」が理解されないために、いじめにあってしまうことなどもあります。これは見過ごせない問題です。

日本でも、就学前や学童期に自閉症と診断される子どもが増えています。この20年間で、特別支援教育を受ける児童・生徒は倍増し、各地で支援学校が新しくつくられています。

自閉症は大きくいえば「発達障害」と呼ばれるカテゴリーに含まれる疾患なのですが、最近では「大人の発達障害」にも世間の注目が集まってきています。自閉症は「子どもの心の病気」と考えられていますので、子どもの頃にそういう診断を受ける機会がないと、大人になってからも自分が自閉症であることを知らないままの人も多くいるのです。社会人となって、仕事のうえで他人との密なコミュニケーションが必要になって初めて、それがうまくできないことに気づくというケースが増えてきています。

筆者の勤務する大学でも、発達障害の学生に配慮すべきことについて書かれたガイドブックが数年前から教員に配布されるようになりました。大学入試を突破する学力はあっても、大教室で講義を受けることや、ゼミや研究室などで家族以外の人たちと長時間、密接に過ごすことが困難な学生が多くなってきたからです。

いま、自閉症の人が増えてきているのだとしたら、その原因は何なのでしょうか？

筆者はもともと、脳の発生発達のメカニズムを研究する基礎研究者です。脳ができあがるまでのしくみは実に複雑精緻で、そのプログラムは見事としか言いようがありません。裏を返せば、そのようなプログラムであるだけに、ほんのちょっとのバグが入るだけでも、脳のはたらき方は変わってしまうのです。

このことに気づいてから筆者は、自閉症などの発達障害がどのようにして生じるのか、なぜ世界中で増えているのかについて、生物学的な観点から興味をもち、研究するようになりました。

その成果もふまえていま、確実にわかっていることを先にいえば、自閉症とは、脳のはたらきに少しだけ変調のある状態です。その原因は、脳の発生発達のプロセスに求められます。つまり、脳の発生発達を知ることこそが、自閉症を理解するための鍵となるのです。

にもかかわらず、自閉症には20世紀半ばから、母親の愛情の欠如が原因であるとする考え方がつきまとい、現在も根強く残っていて、自閉症児をもつ母親たちを苦しめています。２０１６年になって、子宮頸がんワクチンには副作用があるのではないかということが専門家の間でも議論となっていますが、自閉症についても、三種混合ワクチンの接種によって引き起こされるという

「ワクチン説」が出回ったことがありました。これは英国の捏造論文に端を発する間違った思い込みなのですが、いまだに信じている方は多いようです。

本書は、ともすると誤解されがちな、そのためにご家族や保護者の方々も無用の苦痛を背負ってしまいがちな自閉症について、筆者の専門である脳科学の立場からとらえたものです。自閉症とは何か、どのような原因で生じるのか、いまどのような研究が進んでいるのかについて、一般市民の方々にわかりやすく伝われば幸いです。

また、これから発達障害や自閉症について研究したいと考えている若い研究者や、その卵のみなさんにも読んでもらえたらと願っています。さらには自閉症患者団体の方々、児童福祉関係、医療行政関係、医学系の研究政策関係の方々にも手にとっていただければありがたく思います。

第1章 自閉症とは何か 13

第2章 脳はどのように発生発達するのか

第3章 ここまでわかった脳と自閉症の関係 113

第4章 自閉症を解き明かすための動物実験 143

第5章 自閉症を起こす遺伝子はあるのか 165

第6章 増加する自閉症にいかに対処するか

第1章

自閉症とは何か

あなたの周囲に「自閉症」の人はいますか？　私は脳科学の研究者ですが、研究の世界には、自閉症的なキャラクターの人が少なくないように思われます。たとえば、

・仲間とワイワイするよりも、マウスや細胞、あるいは器械を相手に黙々と実験するほうが好き
・実験手順や結果をきちんとノートに記録しないと気がすまない
・自分の専門分野の文献の著者や掲載雑誌、その内容などを事細かに覚えている
・人の話に合わせるのは苦手だが、得意な分野の話を始めると止まらない

このような研究者は私の身近にたくさんいます。何より、私自身の性格にも少なからずそういう傾向があると感じています。でも、そんな研究者たちも私も、「自閉症的」ではあっても、自閉症と診断されているわけではありません。

では、いったいどこからが「自閉症」なのでしょうか？

「発達障害」という言葉の意味

自閉症は、いわゆる「発達障害」と呼ばれる障害のひとつです。どちらも、言葉自体は多くの人が見聞きしたことがあるでしょう。統計調査がおこなわれている国では、どこもおおむね80〜140人に1人は自閉症とされているので、決して珍しい障害でもありません。

しかし、発達障害や自閉症がどのようなものなのかを正しく認識している人は、あまり多くな

いようです。身体の病気と比べてわかりにくいのはもちろん、ほかの精神疾患と比べても理解が難しいジャンルだからだと思います。

まず、発達障害とは何でしょうか。英語での名称は「ニューロディベロップメンタル・ディスオーダー」(neurodevelopmental disorder) というものです。このうち「ディベロップ」とは、脳神経の「発生発達」を意味する言葉です。日本語では子どもが生まれるまでを「発生」、生まれたあとを「発達」と区別していますが、英語ではどちらもひとくくりにしているわけです。したがって正確には「神経発生発達障害」と訳すべきなのですが、それをいわば省略して発達障害と呼んでいるのです。実はここに、この障害が誤解される原因のひとつが潜んでいるのですが、それについては後述します。

自閉症とは、この発達障害に分類される精神疾患です。同様の精神疾患にはほかに、ＡＤＨＤ(注意欠陥多動性障害)、学習障害、読字障害などがあります。

なお、自閉症はいま、正式には「自閉症スペクトラム障害」という診断名になっています。重い症状から軽い症状まで、幅が広いことから「スペクトラム(連続体)」と呼んでいるのです。

さらにいえば、いちばん程度の軽い自閉症と健常者のあいだにも、明確な境界線はないと考えられています。したがって「障害」という言葉を避けて、「自閉的スペクトラム症状」(autism spectrum symptoms) という用語を提唱する専門家もいます。

本書では、自閉症患者と健常者のあいだにこのような連続性があることを認識したうえで、簡便のために「自閉症」という言葉を使わせていただきます。

心の「正常」と「異常」に明確な境界線はない

そもそも、身体であれ精神であれ、何をもって「障害」や「疾患」とするかは一般的にも難しい問題でしょう。人間の健康状態が正常なのか異常なのかは、そう簡単に線を引けることではありません。身体の異常も外傷や骨折であれば正常な状態とのあいだに明確な違いがありますが、多くの場合、「正常」とのあいだに連続性があります。

たとえば、生活習慣病のひとつである高血圧症では、「収縮期血圧が140㎜Hg以上」または「拡張期血圧が90㎜Hg以上」が日本での診断基準となっています。でも、その数値を超えた瞬間に何か自覚症状が出て本人が苦しむわけではありません。そこには当然、グレーゾーンがあります。基準値を下回っていれば完全に健康ということでもないですし、基準値を上回っていても、とくに問題なく日常生活を送れる人もいるはずです。

とはいえ、基準値に意味がないわけではありません。病気の治療には診断が必要で、診断や治療の効果の判定のためには、客観的な指標が必要です。その点で、指標が数値で明確に示されている高血圧症や高脂血症や糖尿病などの疾患は、「わかりやすい病気」といえるでしょう。診断が客観的で、患者も納得しやすいからです。

それに対して、いわゆる「心の病」は数値ではっきりと線を引くことができません。統合失調症、うつ病、てんかん、人格障害、神経症といった精神疾患は、血液検査で測定できるバイオマーカーのようなものが現時点ではなく、診断は基本的に「問診」をもとにして行われます。

たとえばアメリカ精神医学会の「ＤＳＭ（Diagnostic and Statistical Manual of Mental Disorders＝精神障害の診断と統計マニュアル）」や世界保健機関の「ＩＣＤ（疾病及び関連保健問題の国際統計分類）」など、広く普及している国際的なマニュアルには、診断のための標準的な基準が書かれてはいます。しかしそれらは、数値ほど明確なものではありません。

たとえば「ＤＳＭ－Ⅳ」の例でいえば、うつ病の診断基準として「抑うつ気分」「興味または喜びの喪失」「不眠あるいは睡眠過多」など9個のチェック項目が挙げられており、そのうち5個以上が該当すれば、うつ病と診断できることになっています。内科的な病気とは違い、診断が医師の主観に左右される面があることは否めません。

自閉症の診断基準は、１９８０年に改定された「ＤＳＭ－Ⅲ」において初めて示されました（表１－１）。その個々の症状については、あとでくわしく説明することにします。

いろいろな精神疾患は、それぞれの病気がはっきりと区別できず、病態が重なり合っていることが多いのが特徴です（図１－１）。ひとりの患者の中で複数の症状が合併していることも少な

・以下の12項目中、6項目が該当すること。
・「対人的相互反応」のカテゴリーから2つ以上、「言語的・非言語的コミュニケーション」と、「限局した行動・興味」のカテゴリーから1つ以上あてはまること。

項目	内容
対人的相互反応（社会的障害）	非言語性行動の使用の障害 仲間関係を作ることの障害 楽しみ・興味・成し遂げたものを他人と共有することを自発的に求めることの欠如 対人的または情緒的相互作用の欠如
言語・非言語的コミュニケーション（コミュニケーションの障害）	言語発達の遅れまたは欠如 他人と会話を開始し継続する能力の障害 常同的で反復的な言語の使用、または独特な言語 変化に富んだ自発的なごっこ遊びや社会性を持った物まね遊びの欠如
限局した興味と行動	異常なほど強くかつ狭い興味 習慣や儀式へのこだわり 常同的で反復的な数奇的運動 物体の一部に持続的に熱中する

表1－1　「DSM－Ⅲ」で初めて示された自閉症の診断基準

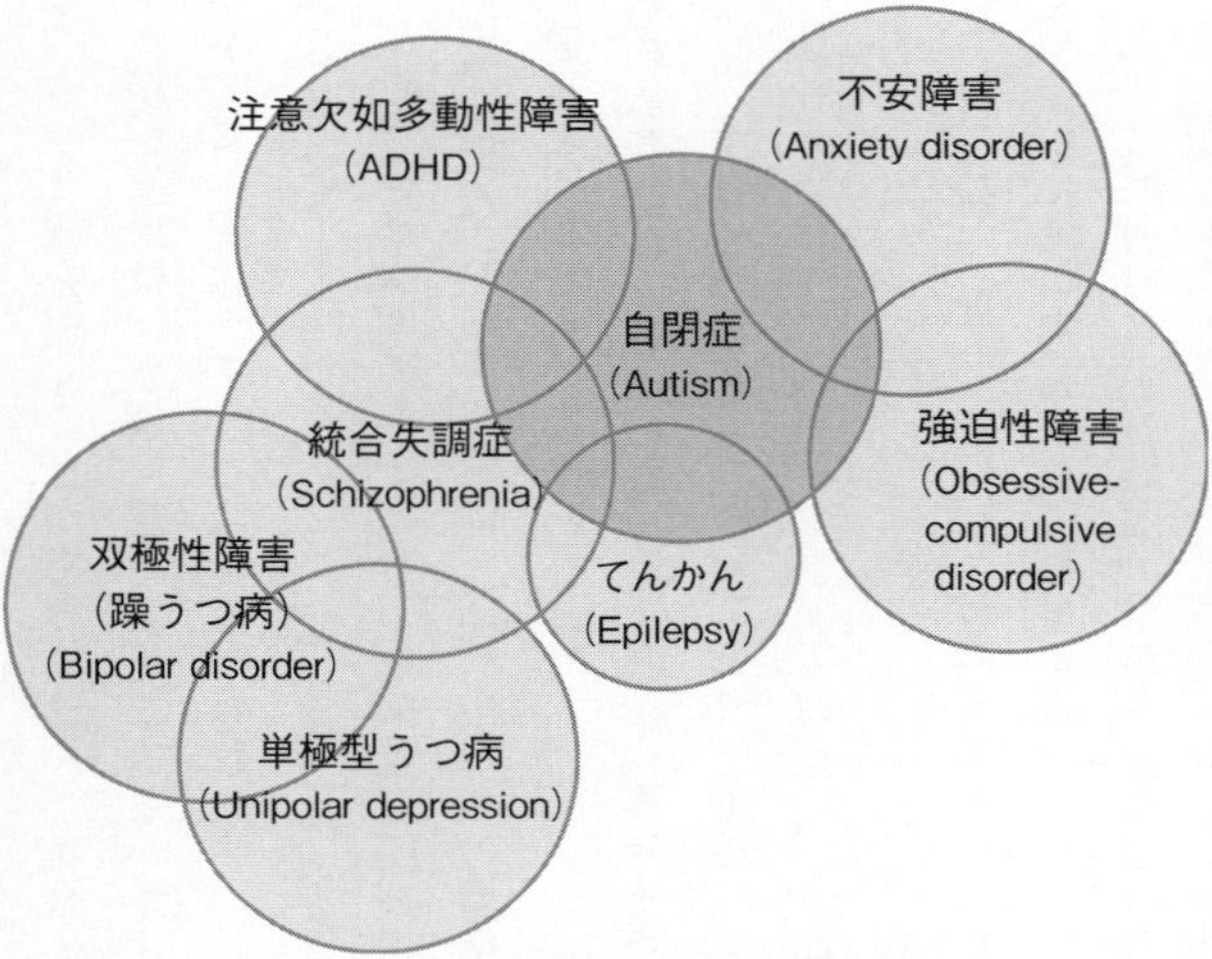

図1－1　各種の精神疾患の病態の重なり

くありません。さまざまな意味で、精神疾患には「わかりにくい」面があるのです。

自閉症スペクトラム障害の三大特徴

では、自閉症とはいったい、どのような障害なのでしょうか。

「自閉症」という語感から「引きこもり」と同じようなものだと思い込んでいる人もいるかもしれません。たしかに、長く引きこもっている人の中には自閉症の患者もいるでしょうが、それとこれとは基本的に別の概念です。「自閉」は「家から外に出ようとしない」ことではありません。

「はじめに」で紹介したように、「セサミストリート」のホームページで読めるデジタル絵本（読み聞かせ付き）には、自閉症の女の子ジュリアが登場します（図1-2）。

ジュリアはエルモのお友だちです。エルモと一緒に積み木で遊ぶとき、ジュリアはひたすら、壁のようにきっちりと積み木を並べていきます。おもちゃの車で遊ぶときは、その車輪をぐるぐると回すのが好きです。

二人が公園のブランコで遊んでいると、そこにアビーがやって来ました。

「こんにちは！」

とアビーがあいさつしても、ジュリアは答えません。エルモが、

「ジュリアはブランコを漕いでいる間は返事ができないんだよ」

とアビーに伝えます。ようやくブランコから降りたジュリアに、

「いっしょに遊んでもいい？」

とアビーが訊くと、ジュリアはアビーのほうは見ないで、

「いっしょに遊んでもいい？」

とオウム返し。でも、しばらく待っていると、「アビーとエルモと遊ぶ！」と言えました。

三人で「見っけ！」という遊びをして、アビーが「見つけてごらん！」と言った青い羽根を見つけると、ジュリアはうれしくて、手をヒラヒラ。

三人でいっしょに歌も歌いました。ジュリアはアビーよりもたくさんの歌を知っています。

そのあと、三人でおやつを食べにいくことになりました。いつものフーパーのお店に入ると、

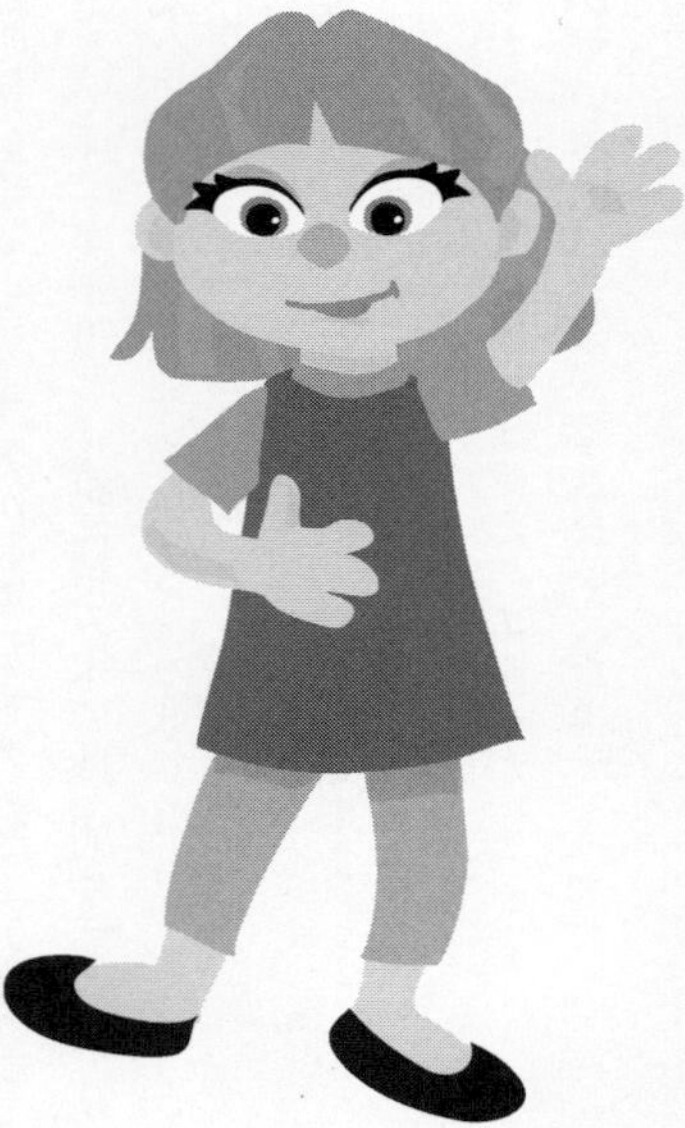

図1－2　ジュリア
（TM and © Sesame Workshop）
ジュリアが登場するセサミストリートのデジタル絵本（We're Amazing, 1, 2, 3！）などが視聴できるウェブサイトのＵＲＬは http://autism.sesamestreet.org/

ブレンダーが大きな音を立てています。それを聞いたとたん、ジュリアはとても怖がって、両手で耳をふさぎました。

ブレンダーを消してもらってやっと落ち着いたジュリアは、アビーとエルモといっしょにココアを飲みました。ただし、アビーとエルモの頼んだホットココアは、熱すぎてジュリアは苦手。カップには冷たいココアを入れてもらいました。三人並んでいっしょにココアを飲みながら、

「一人、二人、三人、みんなすごいね！」

と言って物語は終わります。

さて、この短いストーリーの中には、ジュリアの自閉症的な症状がよく表れています。どの部分だかわかりますか？

自閉症は「社会性の異常」「コミュニケーションの障害」「常同行動」の三つが大きな特徴とされています。これらは「三つ組のコア症状」とも呼ばれ、重要な診断基準となっています。ただし、最新版の「ＤＳＭ－５」では、「コミュニケーションの障害」を「社会性の異常」の一部と見なす形になっています（表１－２）。

ジュリアのエピソードの中で、話しかけられてもブランコに没頭しているところ、オウム返しの返答、毎回同じように並べる積み木などは、このコア症状に相当していると言えるでしょう。

しかし、自閉症患者に見られる症状はこの三つだけというわけではありません。たとえば精神

病態	自閉症	アスペルガー症候群	広汎性発達障害	自閉症スペクトラム障害(ASD)
社会性の異常	必須	必須	必須	
言語の異常	必須	—	種々の程度	
常同行動・興味の限定	必須	必須	種々の程度	
感覚異常	＞90%	80%	種々の程度	94%
発達遅滞	15〜40%	?	?	15〜40%
運動異常	60〜80%	60%	60%	60〜80%
運動機能発達障害	10%	?	?	5〜10%
消化器系異常	45%	4%	50%	4〜50%
睡眠障害	55%	5〜10%	40%	50%
てんかん	10〜60%	0〜5%	5〜40%	6〜60%
その他精神疾患の併存	70%	60%	＞25%	25〜70%

表1－2　自閉症スペクトラム障害のさまざまな症状（DSM－5）
「コミュニケーションの障害」は「社会性の異常」に含まれている
(Geschwind, Ann Rev Med, 2009に準拠)

遅滞や睡眠障害、感覚異常（過敏もしくは鈍麻）などを合併している人もいます。

　フルーツの入った籠《かご》を想像してみてください（図1－3）。自閉症と診断される人の場合、バスケットには基本的に赤リンゴ（社会性の異常）、青リンゴ（コミュニケーションの異常）、バナナ（常同行動・こだわり）が入っていますが、その三つのほかに、ブドウ（感覚異常）とナシ（軽微な運動の異常）が入っている人もいれば、プラム（てんかん）とオレンジ（睡眠障害）が入っている人もいます。

「赤リンゴ、青リンゴ、バナナ」の組み合わせをもっていれば「自閉症」という診断はつきますが、それぞれの人には、

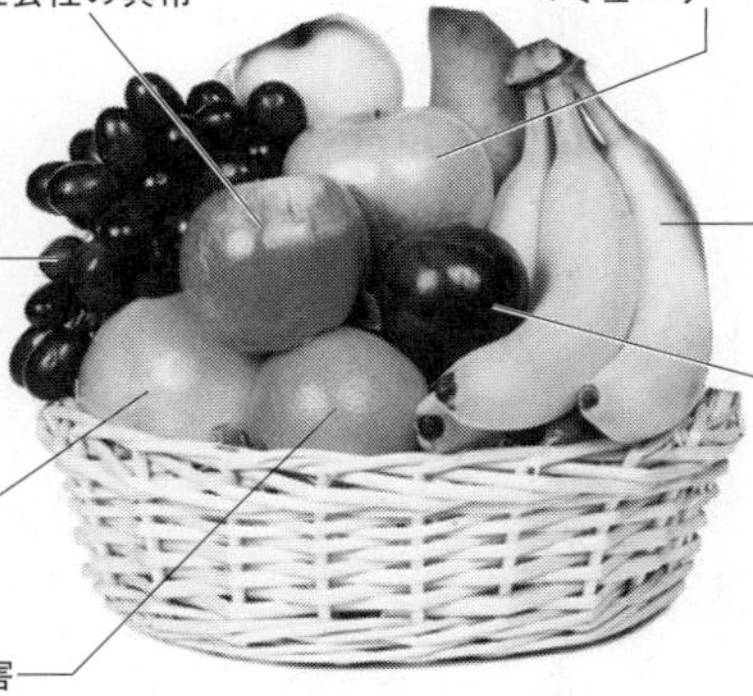

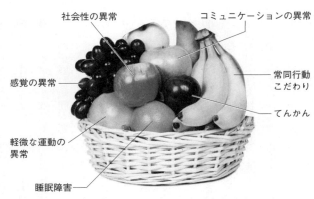

図1－3　自閉症の症状は人によってもさまざま

症状の「個性」があるわけです。

ですから、たとえば「糖尿病」や「高血圧症」などと同じようなレベルで「自閉症」という「病気」があるということではないのです。仮に、高血圧症と糖尿病と高脂血症を合併している状態のことを「生活習慣病Aタイプ」と呼ぶとすれば、それと同じレベルの大きなくくりとして、いくつかの症状をもつ「状態」に自閉症という名前がついているのだと思ってください。

「社会性の異常」とは

では、自閉症の症状をもう少しくわしくみていきましょう。

まず「社会性の異常」は、かなり幅広い概念なのでひと言では説明できませんが、典型的な症状としては「親とも目を合わさない」「人が指をさした方向を見ようとしない」「まるで耳が聞こえないかのように名前を呼んでも反応がない」といったものがあります。実際、最初のうちは親が「この子は視覚や聴覚に障害があるのではないか?」と疑うケースも少なくありません。また、同年代の子どもと「ごっこ遊び」などをせず、ひとりで遊ぶのを好む傾向もあります。

しかし、そのようなわかりやすいタイプばかりではなく、他人とまったく関わらないわけではないけれど、その関係性やコミュニケーションのとり方が微妙にズレている、といったタイプもあります。

社会性の異常がどのようなものかをわかっていただくために、その有無を調べるときによくおこなわれるテストを紹介しましょう。子どもの診断に使う「サリーとアンの課題」というものです(図1-4)。

部屋にサリーとアンの二人がいます。サリーは、おやつのパンを自分のバスケットに入れてから、部屋を出ていきました。すると、残ったアンはサリーのバスケットからパンを取り出して、自分の箱の中に入れたあと、部屋を出ました。さて、部屋に戻ってきたサリーは、パンをバスケットと箱のどちらから取り出そうとするでしょうか? という問題です。

ふつうに考えれば、何も難しいことはありません。サリーは、アンがパンを移動させたことを知りませんので、当然、自分のパンはバスケットに入っていると思うでしょう。正解は「バスケ

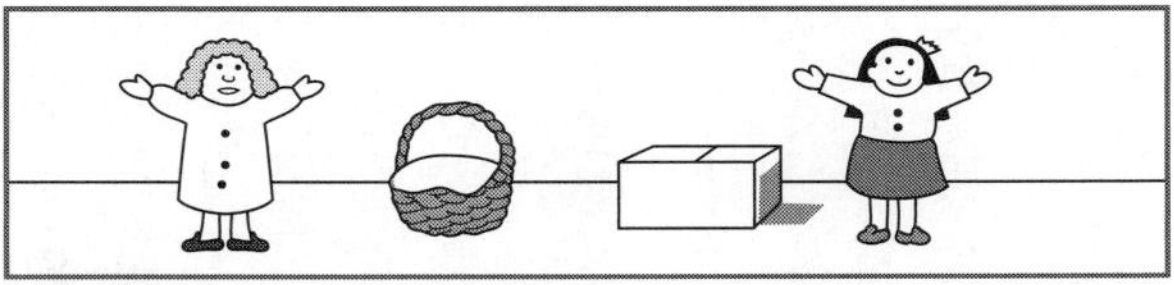

サリー（左）とアン（右）がいます。

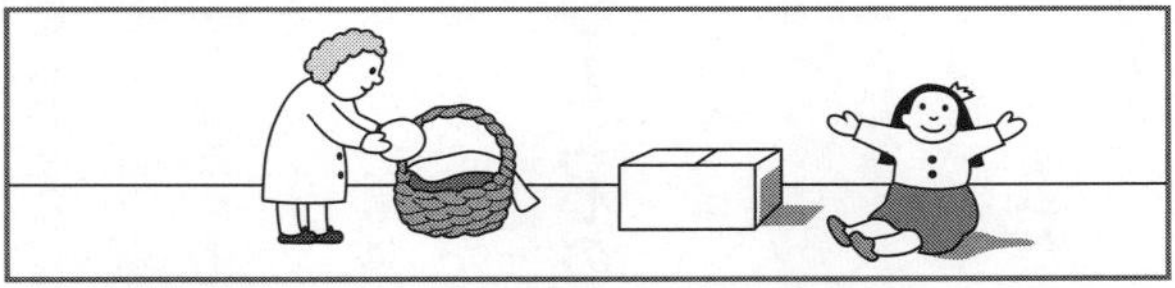

サリーはおやつのパンを自分のバスケットに入れました。

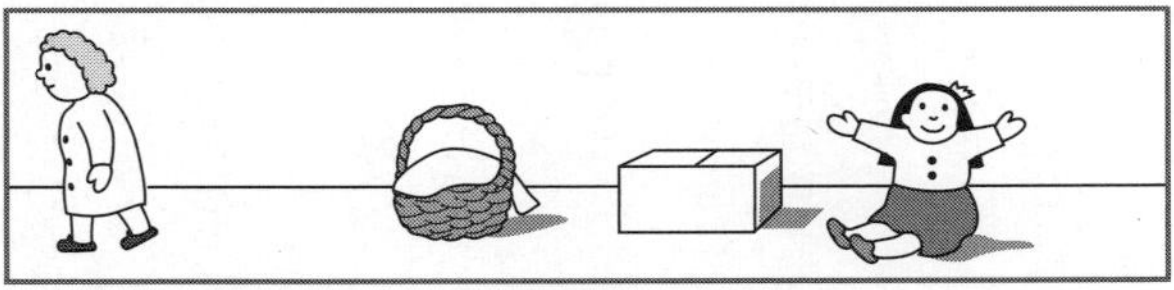

サリーは外に出かけ、アンは部屋に残りました。

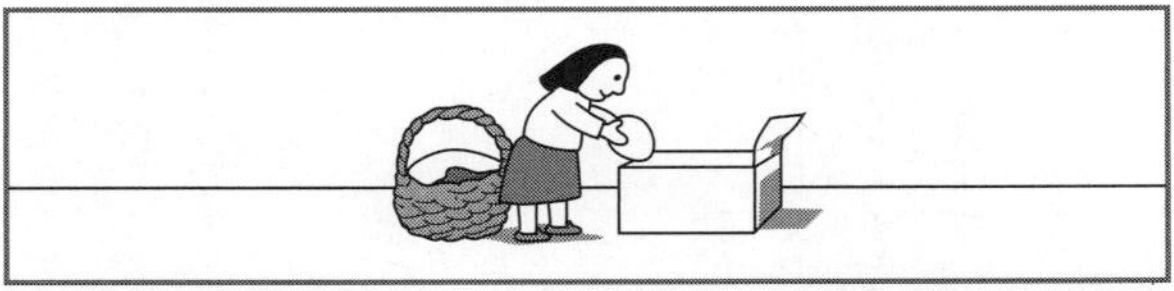

アンはサリーのバスケットからパンを取り出して、自分の箱に入れました。

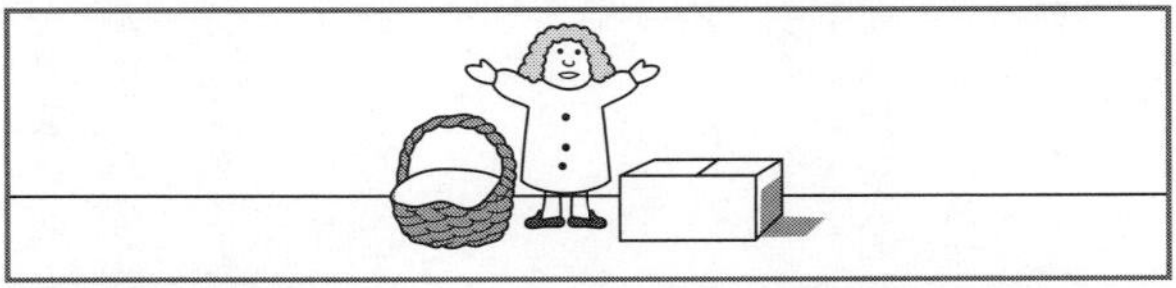

アンは外に出かけました。戻ってきたサリーはバスケットと箱のどちらからパンを出そうとするでしょうか？

図1－4　サリーとアンの課題

ット」です。

ただ、この問題に答えるには「サリーの立場」で考えなくてはなりません。そのため、3歳ぐらいの幼児は、かなり高い確率で間違えます。自分はパンが箱に入っていることを知っているので、サリーも箱から取り出そうとすると思ってしまうのです。しかし5歳ぐらいまで育つと、ふつうは間違えなくなります。

ところが自閉症の子どもは、5歳を過ぎてもかなりの確率で「箱」と答えます。つまり、他人の立場で物事を考えることができないのです。

社会性の異常と「心の理論」

「サリーとアンの課題」は、年少の子どもにとってはやや複雑なテストといえるのかもしれません。そこでもうひとつ、もっと年下向けのテストも紹介しておきます。

お菓子の箱の中に鉛筆を入れておき、そうとは知らない子どもに「何が入ってると思う?」と尋ねます。使うのは誰でも知っている有名なお菓子の箱です。もともとはスマーティというイギリスのチョコレートを使ったので、これは「スマーティ課題」と呼ばれています。

スマーティの箱なので、子どもは当然、「チョコレート」と答えるでしょう。そこで蓋を開けて中身を取り出し、「残念でした、鉛筆でした」と教えます。

そして次に、こう尋ねるのです。

「じゃあ、この箱を太郎君（その場にいない子ども）に見せたら、何が入ってると思うかな？」

他人の立場で考えられる子どもなら「お菓子」と答えるでしょう。ところが、自閉症の子どもの多くは「鉛筆」と答えます。自分が知っていることと、他人が知っていることの区別ができないからです。

心理学の世界では、人間や類人猿などが他者の心の状態を推測する機能のことを「心の理論」と呼びます。たとえばチンパンジーの脳にもこの機能はありますが、推測のレベルは人間ほど高くありません。相手が「怒っている」ことまではわかっても、自分が「相手が怒っているとわかっている」ことを相手がわかっている……というところまでは読めないのでしょう。人間の脳は、そういう高度なレベルまで他人の心を読めるように進化しています。

しかし、その「心の理論」の機能が何らかの理由で損なわれていると、他人の立場で物事を考えることができません。自閉症の子どもが何となくズレたコミュニケーションをとってしまうのは、そのあたりに原因があるのではないかと考えられます。

大人でも、他人との会話がうまく嚙み合わない人はいます。話題の流れに合わない発言で周囲を戸惑わせるタイプは、しばしば「空気が読めない人」と評されます。その「空気」とは、言葉を換えれば「他人の心」のことといえるでしょう。そういうタイプの人すべてにあてはまるわけではないでしょうが、これは軽度の発達障害によく見られる症状のひとつです。

このように、社会性の異常はコミュニケーション能力の問題によって生じることが少なくありません。その意味で、以前は別々に考えられていた「社会性の異常」と「コミュニケーションの障害」を「DSM－5」（↓表1－2）がひとつにまとめて考えるようになったのは妥当な判断といえるでしょう。

「顔」に視線を向けない自閉症児

社会性の異常は、コミュニケーションの障害だけが原因ではありません。先に紹介したジュリアは、ブランコ遊びに夢中になっているときに話しかけられても返事ができないようでした。「いっしょに遊んでいい？」と訊かれて「いっしょに遊んでいい？」とオウム返しの答えをするのは自閉症児に多い症状ですが、これは正しい返答のしかたを見つけるのに時間がかかっているだけなのかもしれません。あるいは、他人の心が「読めない」のではなく、そもそも他人に対し「関心をもてない」ケースもあるでしょうし、他人の目を見るのが「怖い」のかもしれません。

ジュリアもアビーのほうを向かずに答えたりしていました。

「サリーとアンの課題」や「スマーティ課題」は、被験者が他人の立場で物事を考えられるかどうかを調べるためのテストでした。それが自閉症の診断方法のひとつになっているのですが、最近は「目の動き」を調べる方法もよく使われています。

人間の脳には、「顔」や「目」（のように見えるもの）を優先的に見る性質があります。おそらく、多くの動物にも同じ性質があります。草食動物が肉食動物による捕食を避けるためにも、逆に肉食動物が獲物を見つけるためにも、周囲の風景の中から「顔」や「目」をいち早く見極められるほうが有利だからです。逆に、たとえば「目」のように見える模様をもつ蝶は、そこに大きな動物がいると捕食者に勘違いさせることによって捕食から逃れていると考えられています。

人間も昔は捕食の危険にさらされていましたから、事情は動物と同じです。しかも、人類は集団で暮らすようになりましたから、近くに他人がいることを察知できないと社会生活をうまく営むこともできません。

これらに適応する方向に脳が進化したため、私たち人間は「顔」の存在に敏感です。たとえば自動車の前面は、両側のライトが目のように見えるので顔のように感じられます。だから「心霊写真」と称するものに騙されたりもするわけですが、それもやむをえないぐらい、社会性をもつうえでこれは重要な機能なのです。

生後数ヵ月の赤ん坊にも「顔」を認識する能力は備わっていると考えられています。実際、しゃもじのようなものに「目」のような点を二つ並べて描いただけでも、赤ん坊はそれに注意を向けてジッと見たりするのです。

大人でも、ゴーグルのような装置にカメラをつけて、視線の動きを調べると、まわりの風景を満遍《まんべん》なく見ているわけではないことがわかります。「人」の顔らしきものがあればまずそこに視線が向き、とくに目や口などを確認してから、その周囲を見渡しているのです。

ところが自閉症の子どもでは、あまりそういう視線の動きが見られません。風景の中に「人」の顔があってもそれを見ようとせず、自分が興味をもっている「物」などに視線が向けられることが多いのです。あるいは、人の「視線」の向かう先に目を向けることが少なく、登場人物どうしの関係性に気づきにくいことが示唆されています。

このことは、自閉症の原因が脳の発生発達にあると考えれば、説明が可能です。人類は進化の過程で「顔」を認知しやすい脳を手に入れました。ところが、自閉症ではその機能が、なんらかの理由で働いていないのではないでしょうか。まるで目が見えていないかのように親の顔を無視してしまうのも、そこに人間の顔があること自体が認識できていないからかもしれません。

あるいは、次のような研究もあります。モニター上で丸や三角、四角が動くヴィデオを子どもに見せます。普通の成長を示す「定型発達」の子どもは、その動きの中に「生き物」的なストーリーを見出すことができ、「マルくんがサンカクくんをいじめてる!」などと表現します。しかし「非定型」な発達をする自閉症児ではそういうとらえ方をしない場合が多くみられます。

また、人間のモーションキャプチャーから得られるたった十数個の光の点の動きから、私たち

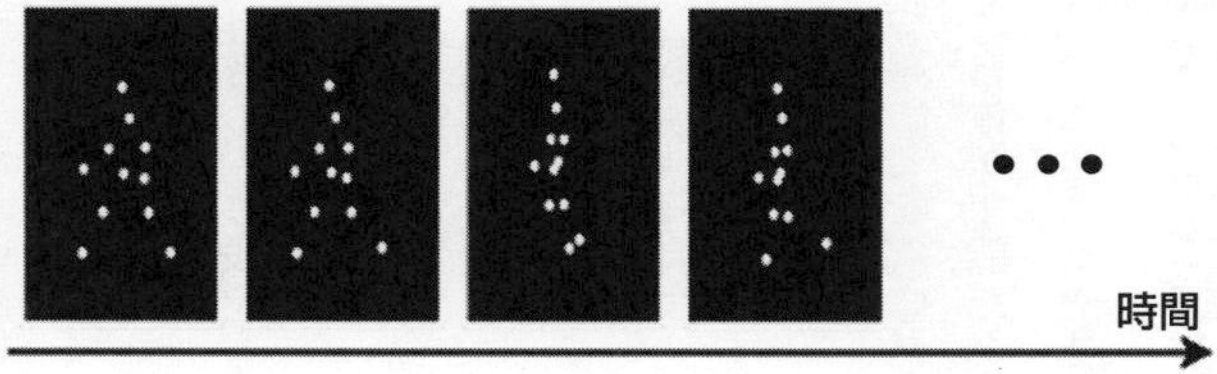

図１－５　自閉症児が理解しにくいバイオロジカルモーション
健常者には人が左方向に歩いているように見える
（平井真洋　http://www.crn.or.jp/LABO/BABY/LEARNED/10/HIRAI_GAKKAISHI.pdf）

には「人が左向きに動いている」と見えるようなことがあるのですが（図１－５）、自閉症児はこのようなバイオロジカルモーション、つまり生き物の動きの理解も苦手なようです。

このようなことも、他人の心が読めないのと同じように、本人の社会性を損ねているはずです。

常同行動は「興味の限定」でもある

社会性の異常と並ぶ自閉症の大きな特徴が「常同行動」です。これは読んで字のごとく、同じ行動を繰り返すことをいいます。同じ言葉を何度も反復する、同じ動きをやり続ける、一定の場所にとどまって動かないなど、その表れ方はさまざまです。

ジュリアの遊び方では、黙々と積み木を一定のルールで並べつづけたり、車のおもちゃの車輪をずっとぐるぐる回しつづけたりするのが常同的な行動といえます。また、ジユリアが青い羽根を見つけてうれしくなったときに手をひらひらさせましたが、このような動きも自閉症児によく見られます。

なお、自閉症は男児のほうが数倍多いのですが、女の子のジュリアが車のおもちゃで遊ぶのが好きという設定も、自閉症のメカニズムを考えるうえで興味深い点です。このことについては、あとの章で述べることにします。

ただし常同行動の中には、単なる機械的反復とはいえないものもあるようです。たとえば、ほかのおもちゃには手を伸ばさず、あるひとつのおもちゃだけでいつまでも遊びつづける自閉症の子どもがよくいます。これには、ただの反復だけではなく「興味の限定」という意味合いもあるように思えます。

歴史に名を残す天才的な科学者や発明家、芸術家、スポーツ選手などの中には、自閉症であることが明らかになっている人も少なくありません。そして、天才と呼ばれる人々の多くは、ひとつのことを突き詰めてやり続けることで大きな成果を挙げるものです。その努力を続けられることと自体が才能だという見方もできるでしょう。だとすれば、自閉症の常同行動は極端な集中力の表れということもでき、それ自体は必ずしも否定されるものではないと考えられます。

感覚の過敏さと運動のぎこちなさ

ところで、自閉症の症状は社会性の異常と常同行動だけではありません。診断のうえで重視されるのはその二つですが、それ以外にもよく見られる特徴的な症状があります。むしろ本人にとっては、これから述べる症状のほうが苦痛の度合いが大きいでしょう。

ひとつは、感覚の異常です。感覚が過敏な場合も、逆に鈍い場合もあります。ジュリアの例では、お店に入ったらブレンダーの大きな音がしてきたため、耳を手で覆って一種のパニック状態になってしまいました。このように、ある種の音、光、匂い、触感などに過敏な自閉症児は少なくありません。大きな音に過剰に反応するほか、ガヤガヤとうるさい場所には行きたがらなかったり、皮膚の感覚が過敏なため、抱っこやハグを嫌がったりする子どももいます。

場合によっては、この感覚の過敏さが社会性の違いの原因になっている可能性もあります。正確には「感覚の過敏さのせいで社会性の違いがあるように見える」といったほうがいいかもしれません。他人と関係性がもてないのではなく、「人の声が苦手」「身体接触が怖い」といった理由で、対人関係を避けているかもしれないからです。

また、感覚の過敏さは、汎化《はんか》、つまり一般化を妨げることにもつながります。自閉症の子どもにとって、お父さんの声で聞く「おはよう」と、1オクターブ高いお母さんの「おはよう」は、同じ意味を表す言葉には聞こえていない可能性があります。あまりに敏感なので、「朝の挨拶」という一般的な意味を見いだすことが難しいということが考えられるのです。

ただし、こうした感覚の異常も、自閉症に見られるある種の天才性と表裏一体のものなのかもしれません。たとえば、目に映る風景を瞬時にスキャンして、写真で撮ったように隅々まで完璧に記憶できるという人が自閉症には多いことが知られています。そこまでではなくても、自閉症には視覚に優れている人が少なくありませんが、これもある意味で、視覚が「過敏」なのだといえるでしょう。

ほかにも、あることに驚異的なまでに天才性を発揮するというタイプがあって、後述するように「サヴァン症候群」と呼ばれています。このような人たちも、それに関わる感覚の過剰さとして説明することができるかもしれません。同じような脳機能の過剰さが、本人にとって苦痛なら「感覚の異常」、才能として活かせるものは「天才的な能力」として現出するわけです。

本人にとって苦痛となりうる自閉症の症状にはほかに、「軽微な運動の異常」もあります。たとえば、まっすぐな姿勢で座っていられない。片足立ちをすると、すぐにふらつく。これらは保育園でお遊戯などがうまくできないことにつながる可能性があるでしょう。そのほか、漢字の練習でノートのマス目に収まるように文字を書けない、塗り絵を端まできれいに塗れないなど、身体の精緻な運動をうまくコントロールできない人が多いのです。

自閉症児にはＡＤＨＤ（注意欠陥多動性障害）を合併する人もいるので、落ち着かなく歩きまわったりする行動や、貧乏ゆすりなどがみられることもあります。昼夜のリズムが乱れがちな人もいます。また、消化器系の異常があるせいで下痢や便秘をしやすい人も少なくありません。睡眠障害を合併していることもよくあります。

社会性の障害や特異な能力など「心」の面が注目されがちな自閉症ですが、感覚の異常、運動の異常、その他の合併症など、身体的な苦痛もともなうことは広く知られるべきでしょう。

自閉症の疾病概念をつくったカナーとアスペルガー

ここまでみてきて、自閉症の症状はかなり多様であることがおわかりいただけたと思います。病態が複雑なので、「これが自閉症だ」と簡単に説明することができないのです。「自閉症」という大きな枠組みがなければ、それぞれの症状は別々の病気として把握されていたでしょう。

実は、これらの症状を自閉症というひとつの枠で考えるようになったのは、そんなに昔の話ではありません。精神医学の分野に「自閉的（autistic）」「自閉症（autism）」という言葉が登場したのは20世紀初頭のことです。ただし、それは現在の自閉症とは必ずしも同じものではありませんでした。

その言葉を最初に使ったのは、スイスの精神科医オイゲン・ブロイラー（図１－６）でした。彼は「精神分裂病」（現在の日本語名は「統合失調症」）という言葉を生み出した人物として有名です。それ以前には「早発性痴呆」と呼ばれていたのですが、ブロイラーがそれを精神分裂病

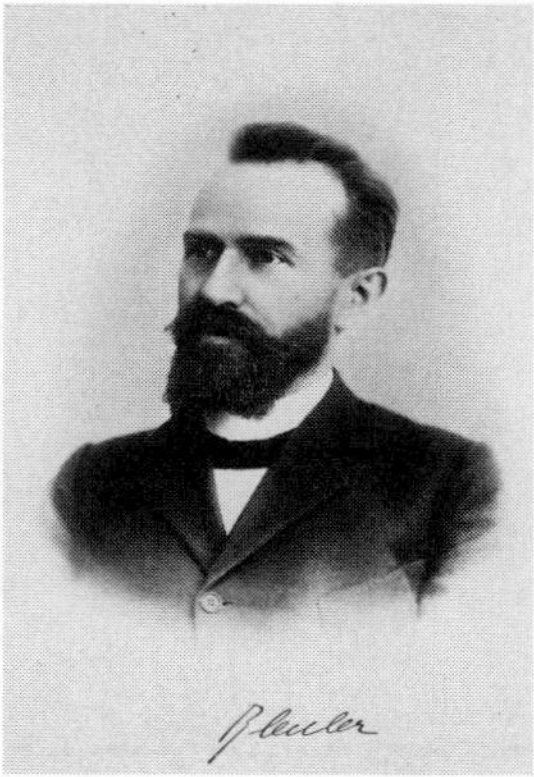

図1－6　オイゲン・ブロイラー

（Schizophrenia）と名づけたことで、その疾病概念は大きく変わりました。日本語の呼称が統合失調症に変わっても、その基本的な概念自体は現在も変わっていません。

　精神分裂病の症状のある側面を示すものとして、ブロイラーがつくり出したのが「オーティズム」（Autism）という言葉でした。その語源は、「自己」を意味する「autos」というギリシャ語です。自分以外の他者や外界をすべて排除しているかのような患者の状態を、ブロイラーは「自閉的」もしくは「自閉症」と呼んだのです。

　この言葉が現在の「自閉症」のような意味合いで使われるようになったのは、１９４０年代のことでした。まず１９４３年にアメリカの精神科医レオ・カナー（図１－７）が、翌１９４４年にはオーストリアの小児科医ハンス・アスペルガー（図１－８）が、それぞれ子どもの自閉的な症状に関する重要な論文を発表しています。ある意味で、自閉症という障害はこの二人によって「発見」されたといってもいいかもしれません。ブロイラーが命名した精神分裂病とのもっとも大きな違いは、それが年少期から見られるところです。カナーもアスペルガーも、この障害は生まれつき備わっている生物学的な問題によるものであると考えたのです。

ただし、カナーとアスペルガーの見立てはまったく同じではありませんでした。

カナーは「情緒的接触の自閉的障害」と題した論文の中で、「自閉的孤立」「同一性保持への欲求」「能力の孤島」を自閉症の特徴として挙げました。これらはそれぞれ、これまで述べてきた社会性の異常、常同行動、特異な能力といった自閉症の特徴に合致するものです。そのうえで、自閉症の子どもたちは「人とごく普通に情緒的に接するという生物学的に備わる能力を、先天的に欠いて生まれてきたと考えねばならない」と述べています。

一方のアスペルガーは、「自閉的精神病質」とみずからが呼んだ病態に特徴的なパターンとして、共感能力の欠如や一方的なコミュニケーション、特定の興味への強い没頭、ぎこちない動作などを記述しました。この障害についての基本的な部分での理解は、カナーと大差なかったといえるでしょう。

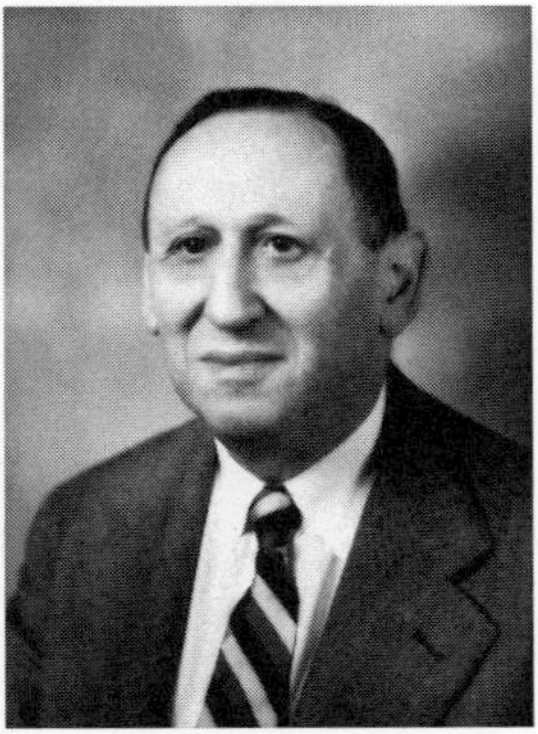
図1－7　レオ・カナー

ただしアスペルガーの場合、特定の事柄に強い興味をもつ子どもたちに彼自身が共感を示し、この子どもたちは将来、その特殊な才能を活かすことになるだろうと信じていた点が、カナーとは違っていました。そ

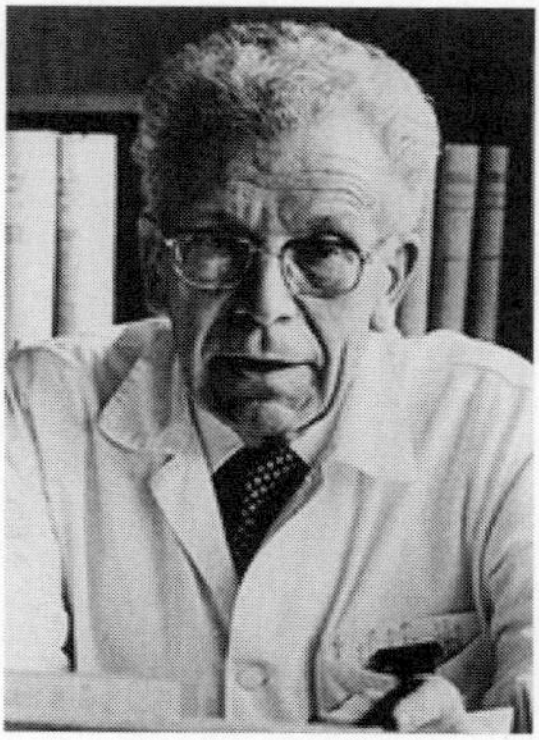

図1－8　ハンス・アスペルガー

のため、ある自閉症児が大人になるまで追跡調査し、天文学の教授として立派な業績を残すまでを見届けたりもしています。

アスペルガーの見出した自閉症のモデルは、のちに「アスペルガー症候群」と呼ばれるようになりました。カナー型の自閉症モデルとは対立する部分もありますが、どちらも現在では自閉症スペクトラム障害の中に位置づけられるものと考えられています。

アスペルガー症候群とサヴァン症候群

本書では繰り返し強調しますが、自閉症の人と健常な人とのあいだには連続性があります。たとえば血液型では、赤血球の表面に存在する糖鎖の違いにより、A型やB型などにはっきり分けられます。しかし自閉症の人と健常な人は、客観的な指標ではっきりと分けられるわけではありません。

近年、話題にのぼることが多くなったアスペルガー症候群も、自閉症のひとつです。なかには

「自閉症＝アスペルガー症候群」と認識している人もいますが、それは間違いで、これだけが自閉症ではありません。

アスペルガー症候群とは、「知的障害をともなわないタイプ」の自閉症のことです。前述したように、1944年にアスペルガーが最初に「自閉的精神病質」として報告したことにもとづきます。アスペルガー症候群の人は、他者とのコミュニケーションに障害があったり、物事への興味の持ち方が偏っていたりしますが、知能は高いので「高機能自閉症」とも呼ばれます。自閉症には知的障害をともなうことも多いからといって、そのような人だけを見て「これが自閉症だ」と考えるのは正しくないのです。2013年に改定された「DSM－5」において、「アスペルガー症候群」という診断名は削除され、自閉症のひとつと見なされるようになりました（なお、「DSM」の番号は「Ⅳ」まではローマ数字でしたが、「5」からは算用数字で表記されます）。

アスペルガー症候群と同じように、前述のサヴァン症候群も自閉症を象徴するものと思われがちです。大ヒットした映画『レインマン』をご存じの方も多いでしょう。ダスティン・ホフマンが演じたレイモンドという驚異的な記憶力をもつ男性がサヴァン症候群のひとつの典型ですが、そのモデルとなったのはキム・ピークという米国人男性です。彼は自分の読んだ9000冊もの本の内容をすべて記憶していたそうです。

サヴァン症候群に見られる能力は、記憶力だけではありません。何年も先の年月日を聞いただけで曜日を言い当てられる「カレンダーボーイ」や、並外れた暗算力の持ち主、聞いただけで音楽を再現できる人など、知的障害や発達障害がありながら、特定の分野では信じられないほどの能力を発揮するのがサヴァン症候群の特徴です。

サヴァン症候群は1887年にイギリスの医師ジョン・ランドン・ダウンによって報告されました。ダウンが観察したその自閉症の男性は、常軌を逸した記憶力があったといいます。世の中の「天才」と呼ばれる人たちにも、自閉的な傾向をともなう人が何人もいます。

古くは物理学者のニュートンやアインシュタインもそうですし、モーツァルトやベートーベン、『不思議の国のアリス』を書いたルイス・キャロル、現代ではビル・ゲイツや、本書にものちに登場する女性科学者テンプル・グランディンも、高機能自閉症とされています。

サヴァン症候群のような天才的能力がどこから生まれているのか、その原因は、まだはっきり解明されていません。しかしながら、自閉症スペクトラムがきわめて広い裾野をもつことはおわかりいただけるのではないでしょうか。

「冷蔵庫マザー」理論とその否定

さて、カナーとアスペルガーによって、自閉症の大まかな概念は確立したといっていいでしょう。ブロイラー以前には統合失調症が早発性痴呆と呼ばれていたように、精神疾患は知能面の障害と区別がつきにくい面があります。たとえば自閉症に見られる社会性の異常も、どこまでが知能の問題で、どこからがコミュニケーションの障害なのかを見分けるのは簡単ではありません。

その点で、前述したように高機能自閉症とも呼ばれるアスペルガー症候群の概念が確立したことには、大きな意義がありました。社会性の異常があっても、ＩＱが平均以上であれば、知能ではなくコミュニケーションの障害であると考えられるわけです。

カナーとアスペルガーの論文が出て以降、このようにして自閉症の症状を分類・整理する作業が進みました。その進展によって、診断基準も徐々に明確になってきたわけです。

ところが、一方では憂慮すべき状況も生まれていました。カナーもアスペルガーも、自閉症は生物学的な障害による「先天的」なものと考えていたにもかかわらず、その部分は世の中にあまり影響力をもたず、むしろ自閉症とは「後天的」な要因による病気であるかのような考え方が広まってしまったのです。

実はカナー自身も、最初の論文では自閉症を先天的な病気と見なしていたのに、しばらくすると「母親の愛情の欠如」が関係している可能性があることを示唆するようになりました。それをひとつのきっかけとして、子どもを冷たく突き放す「冷蔵庫マザー」が自閉症を生むのだ——という精神分析の理論が提唱されました。

この「冷蔵庫マザー」理論は１９５０年代から60年代にかけて広く受け入れられ、医療関係者

1943年	カナー	社会的孤立・同一性の保持・異常な言語という特徴をもち、精神分裂病とは異なる、一群の症候群についての報告。「早期小児自閉症」と名づける
1950年代	精神分析理論	冷淡な両親の養育態度による情緒障害であり、心因性の病気と考えられた
1960年代	生物学的研究	心因論や、親の養育態度によるものという考えは否定され、遺伝学・神経学的な研究が進み、行動療法が主流になる。
DSM-Ⅲ（1980年）	「小児自閉症」	社会的相互作用・コミュニケーション・局限した興味と行動という、3つの障害にもとづく診断基準がつくられる
DSM-Ⅲ-R（1987年）	「自閉性障害」	「自閉症」が小児に限られた障害ではなく、成長にともなって改善はするものの、生涯にわたる障害であると認められる
DSM-Ⅳ（1994年）	「広汎性発達障害」が追加される	小児性崩壊性障害・レット症候群・アスペルガー症候群が含まれる
DSM-5（2013年）	「自閉症スペクトラム障害」	レット症候群以外の発達障害が「自閉症スペクトラム障害」としてまとめられる

表1－3　自閉症の理解についての歴史

の多くもそれを信じるようになりました。そのため、自閉症児をもつ母親たちは「子どもが自閉症になったのは自分の責任なのだ」と、強い罪悪感に苦しむことになってしまったのです。

しかし、１９６０年代の終盤になると、しだいに「冷蔵庫マザー」理論に対する反論が強くなっていきました。カナーも「自分は以前から自閉症は先天的な病気だと主張してきた」として、母親の行動と自閉症との関係性を否定しました。そのため医学の世界では、「冷蔵庫マザー」理論は信頼を失っていきました。

反論の根拠となったのが、一卵性双生児の研究です。１９７０年代に入って一卵性双生児と自閉法の関係についての研究がなされたことによって、自閉症が先天的な病気であるという認識が広まったのです。

一卵性双生児は、まったく同じ遺伝子を親から受け継いでいます。自閉症に遺伝的な（先天的な）背景があるとすれば、一方だけが自閉症になる確率は低いでしょう。ひとりが自閉症の診断を受ければ、もうひとりも自閉症である可能性が高いはずです。

研究の結果、一方が自閉症の場合は、70～90％という高い確率でもう一方も自閉症であることがわかりました。一卵性双生児の一方だけが自閉症である確率は10～30％しかない、ということです。

もちろんすべてが遺伝だけで決まるわけではないので（フェニルケトン尿症という病気のような単一遺伝子の異常で生じる先天異常とは異なり）、一致率は１００％ではありません。しかしながら、70～90％という数字は、ほかの遺伝的な背景をもつ病気と比べてもかなり高い確率です。

たとえば糖尿病の場合は、一卵性双生児で高い発症一致率（50～80％）がありますが、がんの場合、その発症は遺伝よりも環境の関与が大きいと考えられます。この数字を見れば、自閉症は先天的な要素が大きい病気であると考えざるをえません。これによって、「冷蔵庫マザー」理論はますます強く否定されることになったのです。カナー以降、現代までに自閉症についての理解がどのように変遷してきたかを、表１－３に掲げておきます。

発達障害は「育て方」によって生じるのではない

「発達障害」という言葉は、日本ではとくに、誤解を招きやすい側面があります。そもそもこれだけでは、何の「発達」に障害があるのか、よくわかりません。「子どもの発達のプロセスに問題がある」と聞くと、障害の原因は保護者の育て方にあると思う人もいるでしょう。実際、過去にはそれが常識のように語られた時期もあったことは、さきほど述べました。

でも、そうではないのです。15ページでもお話ししたように、発達障害の英語名を正確に翻訳すれば「神経発生発達障害」となります。この前段の「神経発生」を省略して「発達障害」と呼んでいるので、ニュアンスが伝わりにくくなっているのです。発達だけではなく、生まれる前の「神経発生」から問題があるならば、育て方が原因ではないことは明らかでしょう。

日本では、同じ障害を「精神発達障害」と呼ぶことも多いので、ますますわかりにくくなっているのかもしれませんね。この言葉を使うのは、おもに心理学系の学者です。自然科学系の学問では、人間の精神は、基本的には脳の支配下にあると見なします。あるいは、心とは脳がつくり出した作用であると考えます。これに対して心理学系の学問では、精神を身体や脳と切り分けて考えるので、「精神発達障害」という言葉を使うのです。

しかしいずれにしても、発達障害の「発達」が、育て方に起因するわけではないことに変わりはありません。

発達障害や自閉症には、まだ解明されていない部分がたくさんあります。だから当然、その研究のしかたにはさまざまなアプローチがありますし、そうあるべきだと思います。そして私自身は、脳科学の専門家という立場から自閉症の研究に取り組んでいます。そのため、本書のタイトルも『脳からみた自閉症』としました。

もちろん、脳の発生発達のメカニズムだけで、自閉症という障害のすべてを説明しつくせるわけではないでしょう。しかしこの分野では、これから紹介するように、脳と自閉症の関係を示す知見がすでに数多く得られています。さらに、脳の発生発達と遺伝子の関係も少しずつ明らかになってきました。自閉症の全体像を理解するには、このような脳からのアプローチがきわめて有効であると私は考えています。

脳の発生発達に「完璧」はない

自閉症の原因が脳にあると考えるならば、それは具体的には、母親の胎内で脳が発生し、発達するまでの過程に、不具合があったということになります。脳の発生発達については次の章で詳述しますが、そのプロセスは単純なものではありません。というより、うまくいくのが不思議なくらい、複雑な手順でつくられているのです。その途中には、いかにもミスが生じそうなポイントが山ほどあります。

ですから、「健常」とされる人の脳はみんな同じように完璧につくられていて、疾患があるとされる人の脳だけに問題があるわけではありません。誰もがそれぞれに、多少なりとも不完全なところがあるのです。

また、完全か不完全かを分ける指標となりうるものも、多岐にわたります。私たちの脳の働き方には、みなそれぞれ個性があります。有名な写真家の木村伊兵衛氏が味のあるレンズを評して使った言葉にならえば、みなそれぞれに「出っこま引っ込ま」があるのです。そういう意味ではすべての人が自閉症スペクトラムのどこかに位置づけられるともいえるでしょう。

考えてみれば、発生発達に「完璧」がありえないのは、脳だけではありません。身体のあらゆる部位で、発生発達には必ず個人差はあります。障害と呼べるほどではなくても、人と比べて皮膚が炎症を起こしやすいタイプもあれば、おなかをこわしやすいタイプもあります。そういう身体的な「個体差」、いわば身体の「個性」は、発生発達の過程で決まる部分が大きいのですが、自閉症もそのような一種の「個性」だと考えられるのです。

しかし、「個性」なのだから放置してもよいというわけにはいきません。教育で「個性の尊重」などというときの「個性」は、伸ばすべき長所という意味合いですが、「個体差」という意味の個性は、本人にとってよい場合もあれば悪い場合もあります。人と違うことによって生活に支障が出たり、本人や家族などが苦痛を感じたりするのであれば、その個性を障害と見なして治療の対象にしなければなりません。

ある「個性」が「障害」かどうかは、本人や周囲の人たちが苦痛を感じているかどうかで決まると言ってもよいかもしれません。

「個性」は大人になっても抱えていく

大人になってから発症することの多い統合失調症やうつ病などと違い、自閉症は子どものときに発覚します。生まれた当初はとくに変わった点はありませんが、他人に関心を示さない、ひとつのことに異様に集中する、言葉が遅いなど、ちょっとした不自然さに保護者が気づいて受診するケースが多いようです。ＡＤＨＤ（注意欠陥多動性障害）、学習障害、読字障害といった自閉症以外の発達障害も同様です。

ただし、発覚するのは子どものときでも、発達障害は「子どものときだけの病気」というわけではありません。実際、近年は「大人の発達障害」が問題になっていますが、これは大人になってから発達障害になったのではないのです。

発達障害の原因は脳の発生発達段階にあるのですから、3～5歳ぐらいの段階でなんらかの症状は示していたはずです。しかし、程度の軽いコミュニケーション障害のようなものであれば、受診にはいたりません。本人としては「自分は他人とちょっと違うかもしれない」という意識はあったとしても、特別支援学校の世話になるほどのレベルでもないため、本人も周囲も発達障害という認識のないまま大人になります。ところが学校を出て仕事をする段階になると、業務上の支障などが生じるため、周囲が「何かおかしいのではないか」と気づくわけです。

もちろん、子どものときに早い段階で診断を受けた人も、そのままでは社会生活を送ることは容易ではないでしょう。

このように発達障害は、子ども時代だけで終わる問題ではありません。それを抱えたまま大人になるからこそ、そうした「個性」の持ち主に対する治療や支援や教育などが必要なのです。

ただし繰り返しますが、人間のある状態が「病気」あるいは「障害」なのかどうかを判断するときに、まず第一に重要なのは「本人が苦痛を感じているか否か」です。「ふつうと違う」というだけで「病気」や「障害」と決めつけて治療対象にすることはできません。

もちろん、たとえば何十分も手を洗いつづけないと気がすまないというような常同行動は、手が荒れて本人が苦痛を感じる面もあるでしょう。また、「周囲の家族の苦痛」も考えなければいけません。

しかし、本人には苦痛がなく、むしろそれに満足しているのであれば、基本的には治療すべき「障害」ではなく、一つの「個性」と考えるべきではないでしょうか。これは、社会性の異常に関しても同じようなことがいえます。名前を呼んでも答えなかったり、会話が嚙み合わなかったりすれば、周囲はうまく関係性を築くことができずに苦労するでしょうが、それが本人にとって苦痛かどうかは別問題でしょう。

もちろん、本人がいまの時点で苦痛を感じていないからといって、すべてを放置してよいものでもありません。社会性の異常や常同行動をそのままにしていては、社会に適応して暮らしていくのは難しいでしょう。親もいつまでも子どもを保護できるわけではないので、できれば職を得て自立できるようにしたい。その意味では、やはり適切な介入をする必要はあります。

ただ、社会に適応できるかどうかは、その時代の社会情勢によっても異なるでしょう。もしかすると昔の社会では、ある程度の社会性の異常があっても適応できたのかもしれません。農作業や職人的な手仕事など、黙々と自分の仕事をこなして他人とあまり関わらなくてもすむ職業がたくさんあれば、いくらかコミュニケーションに障害があっても自立して暮らせるからです。

ところが現代社会では、対人関係が重要となる第三次産業が仕事の大半を占めるようになりました。とくに日本のような先進国はその傾向が顕著です。ある意味で、自閉症の人が生きにくい世の中になっているともいえるのではないでしょうか。

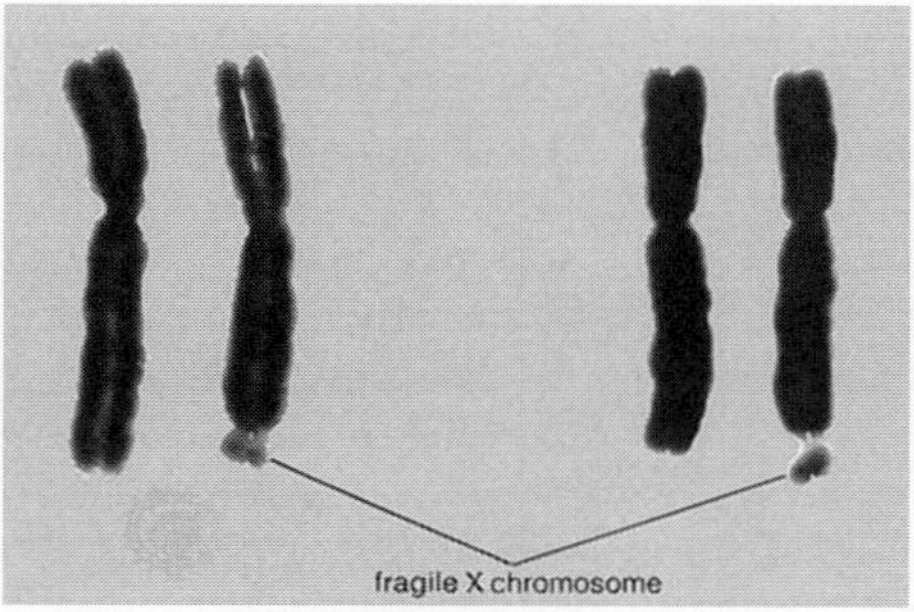

図1－9　脆弱性Ｘ症候群の患者の染色体
２対あるＸ染色体の一方の端（右側）が、どちらも壊れている
（Encyclopædia Britannicaより）

脳と遺伝子の研究に道を開いた「脆弱性Ｘ症候群」

さて、１９８０年代になって自閉症の疾病概念が明確になったことで、遺伝子の影響についても、よりくわしく調べられるようになりました。病気の概念が曖昧なままでは、生物学的な研究も具体的なターゲットを絞ることができません。

その頃、自閉症と遺伝の関連についての研究につながりそうな、ある病気が見つかりました。「脆弱性《ぜいじゃくせい》Ｘ症候群」と呼ばれるもので、自閉症的な症状のほか、重度の精神発達遅滞、情緒不安定、ＡＤＨＤ、関節の過伸展などの身体的成長の異常、てんかんなど、多くの症状が合併する発達障害です。

１０００人～２５００人に１人の割合で発生するといわれていますから、決してものすごく珍しい病気というわけではありません。患者の染色体を調べたところ、Ｘ染色体の端が脆《もろ》く壊れているためであることがわかったので、この名がつきました（図1－9）。

脆弱性X症候群の患者は、基本的には男児です。女性にはX染色体が二つあるのに対して、男性には一つしかなく、X染色体上の遺伝子異常の影響がストレートに出てしまうからです。女性の場合は片方に傷がついてしまっても、もう片方が正常であれば発症しなくてすみます。同様の男性に多い遺伝的な病気には、たとえば色覚異常があります。

この疾患については、遺伝子レベルでその原因がつきとめられました。そのくわしい話はのちの章で述べるとして先を急ぎますと、原因遺伝子がわかったことで、その治療法を探るための動物実験が可能になりました。１９９０年代のはじめ頃には、病態や発症メカニズムを理解するため、いわゆる「ノックアウトマウス」をつくることができるようになっていました。特定の遺伝子を「ノックアウト」して働かないようにした、遺伝子組み換えマウスです。つまり、脆弱性X症候群と同じ遺伝子異常をもつマウスを人工的につくることができるようになったのです。

精神疾患は脳に起因する病気であり、バイオプシー（生体材料検査）により病気の状態を直接、観察することが難しいので、このような「病態モデルマウス」は大きな意味をもちます。

アメリカの研究チームがそのノックアウトマウスの脳を調べたところ、明らかな異常が見つかりました。脳の神経細胞（ニューロン）どうしをつないで、神経細胞を走るシグナルを伝達する部分であるシナプスの形に、異常が見られたのです。野生型の（普通の）マウスとノックアウト

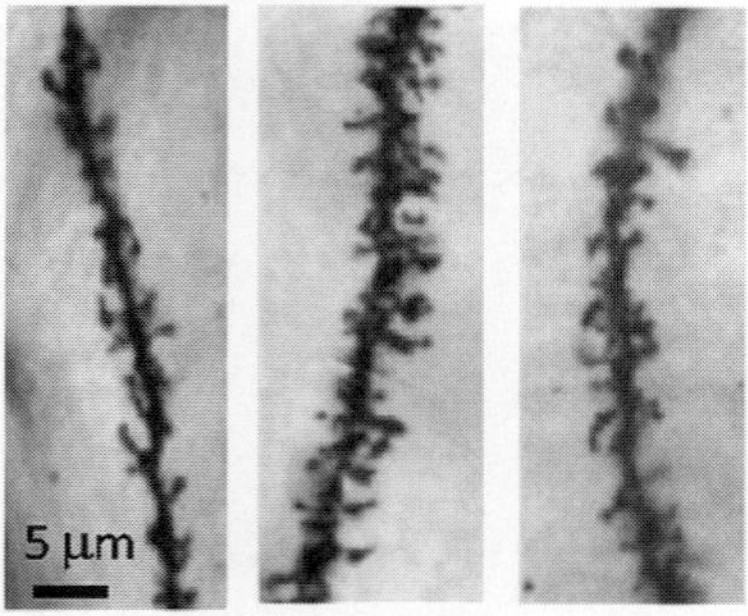

図1－10　野生型マウス（左）とノックアウトマウス（中）のシナプスの比較
野生型に比べノックアウトマウスは形が乱れ、数も多い。右の写真については第４章で説明（http://www.pnas.org/content/110/14/5671/F3.expansion.html）

マウスのシナプスを比較した写真（図1－10）を見れば、その違いはよくわかるでしょう。

　脆弱性X症候群のマウスの神経細胞では、後《こう》シナプス（シグナルの入力側のシナプス）を構成する「スパイン」というとげが、野性型のようなしっかりとしたマッシュルーム型の成熟したタイプが減って、ひょろひょろした細い未熟なタイプが多くなっています。しかも、全体的に数が増加しています。遺伝子の異常によって、このような異常が発生しているわけです。

　このように因果関係がわかっただけではありません。薬（グルタミン酸の拮抗剤）を投与することで、ノックアウトマウスの病気を部分的に治すことにも成功しました。異常なシナプスが野生型と同じような形に戻ったのです。病態モデルマウスなどを用いたこのような研究を「トランスレーショナルリサーチ」と呼びます。

　この論文が発表されたのは、２００７年のことでした。これを受けてアメリカでは、その翌年から早くも、脆弱性X症候群の患者に対する治験が始まりました。このあたりのすばやさは、アメリカならではかもしれません。もちろん治験にはリスクがともないますが、アメリカの場合は自閉症患者団体が、積極的にそれを受け入れる、あるいはより主体的に、治験を求める傾向があるのです。

この一連の実験は、自閉症の研究にとって大きな突破口となりました。自閉症的な症状を含む脆弱性X症候群が脳や遺伝子の異常によるものなのであれば、自閉症スペクトラム障害も同様のアプローチを進めることによって理解できる可能性が高いと考えることができます。そして理解が進めば、薬で治療する道筋も見えてきます。

実際、これをきっかけに、「脳からみた自閉症」の研究は大きく進展しています。まだ自閉症の全容が解明されたわけではありませんが、自閉症と神経や遺伝子との関係を示す生物学的な知見が、次々と見つかっています。

このように、ひとつひとつの要素を遺伝子レベルまで追いかけていけば、自閉症がどのようにして生じるのかという病態メカニズムの生物学的な側面が理解され、治療法も少しずつ見えてくるはずです。

この病気の発症に、脳の発生発達と、それを制御する遺伝子の影響が関わっていることは間違いないでしょう。そこで次章では、そもそも私たちの脳がどのように発生発達するのかをみていきたいと思います。前述したとおり、それは複雑をきわめていますが、脳ができるまでのプロセスを知ることは、自閉症についてきちんと理解するために避けては通れないことであると私は考えています。

ワクチンは自閉症を誘発しない

この章の最後に、少し本題からは離れるかもしれませんが、前世紀の終わりに社会的な問題となった「ワクチンによって自閉症が誘発されるのか？」という話題について、とりあげておきたいと思います。

みなさんもよくご存じのように、ワクチンは感染症、とくに人から人へ感染するような天然痘や麻疹《ましん》において、個人がその病気にかからないようにするだけでなく、集団の感染を防ぐという意味でもきわめて重要な予防法です。そのため生後1歳から2歳の間に、三種混合ワクチンを接種することが努力義務とされています。

ところがこの時期は、ちょうど子どもの自閉症の症状が明らかになる時期に一致しています。そのために「ワクチンを接種したから、子どもが自閉症になったのではないか？」と考える親や医師が出てきたのです。

このような背景のなかで1998年に、英国の『ランセット』という権威ある学術雑誌に、ワクチンと自閉症の因果関係について指摘した論文が掲載されました。

「麻疹、おたふく風邪、風疹の三種混合ワクチンを接種した直後に自閉症のような行動と腸炎が発症した12例の症例」についてというもので、著者はロンドンのアンドリュー・ウェイクフィールドという医師でした。ウェイクフィールドは「三種混合ワクチンがなんらかの免疫反応を引き起こして、その結果、消化器の炎症や神経系への影響が生じて、腸炎や自閉症が生じたのではないか」と論じ、「三種混合ワクチンよりも麻疹単独ワクチンのほうが安全だ」と主張しました。

この発表は英国メディアに大きくとりあげられ、市民は子どもに三種混合ワクチンを接種しては危ない、と考え、接種率は急激に下がりました（その結果として、英国では麻疹がしばしば流行するようになりました）。

三種混合ワクチンを政策として推奨してきた英国政府は、「麻疹単独ワクチン」のほうがよいと主張するウェイクフィールド論文の影響について、ただちに専門委員会を組織して調査に当たらせ、論文発表からわずか1ヵ月でウェイクフィールドの報告に対し、懸念を含むレポートを発表しました。

それによると、実はウェイクフィールドは、三種混合ワクチンの副作用を追及するNPO団体の顧問として巨額の顧問料を得ていたばかりでなく、論文を出す前年に、麻疹単独ワクチンの特許申請をしていました。国の政策が麻疹単独ワクチン推奨に移行すれば、莫大な利益を得るはずだったというのです。

さらに、ウェイクフィールドの論文の不正が、サンデイ・タイムズ紙の記者によって暴露されます。彼の主張の根拠となっている、ワクチン接種から2週間以内に腸炎と自閉症を引き起こしたという症例は診療記録から一例も見当たらず、なんと論文執筆は「新規症例」を一度も診察していない段階で書きはじめられていたのです。

その後、ウェイクフィールドの仮説を検証する研究は世界中でおこなわれましたが、彼の主張するような症例は見つからず、さらに大規模な疫学研究からも三種混合ワクチンと自閉症発症との相関性は見いだされませんでした。ついに2004年に、『ランセット』はウェイクフィールドの論文を撤回することとなり、2010年にはウェイクフィールドとその上司の教授の医師免許が取り消されました。

しかしながら、ウェイクフィールドの論文捏造が発覚しても、市民の間にワクチンへの不信感が根強く残ってしまったことは事実です。その結果、ワクチンを受けなかった子どもたちが麻疹や風疹に感染し、なかには命を落としたケースもあります。

わが国でもいまだに、ワクチン接種と自閉症の間に因果関係があると主張するブログ記事などが多数散見されますので、ワクチンそのものが自閉症の原因ではないことについては、はっきりと指摘しておきたいと思います。

第2章

脳はどのように発生発達するのか

発達障害である自閉症を理解するためには、脳がどのように発生発達するのかを知る必要があります。ここでは、脳を舞台に発生発達というドラマを演じるいくつかの代表的な分子たちを紹介しながら、脳の発生発達のあらすじを見ていきます。

神経発生学の幕開け

私たち人類は、生物としての進化の結果、ほかの動物よりもはるかに複雑な脳をもつようになりました。それによって高度な精神活動が可能になり、文明の発達がもたらされたことはいうまでもありません。自閉症という障害にかぎらず、人間というものを理解するうえで、脳はきわめて重要な存在です。

そのため、脳の構造や働きについては、昔からさまざまな研究がなされてきました。もっとも古い脳についての記載は、紀元前3000年代のパピルス文書に認められるといいます。

実証的な近代医学につながる系譜でいえば、17世紀頃から、盛んに人体の解剖がおこなわれるようになりました。たとえば、オランダの画家レンブラント・ハルメンス・ファン・レインの『ヨアン・デイマン博士の解剖学講義』という絵（図2－1）には、腹の切開・解剖を終え、頭部の切開にとりかかる博士と遺体の部分が描かれています。ちょうど、脳を包む膜が、助手の手によって切り開かれようとしているところです。

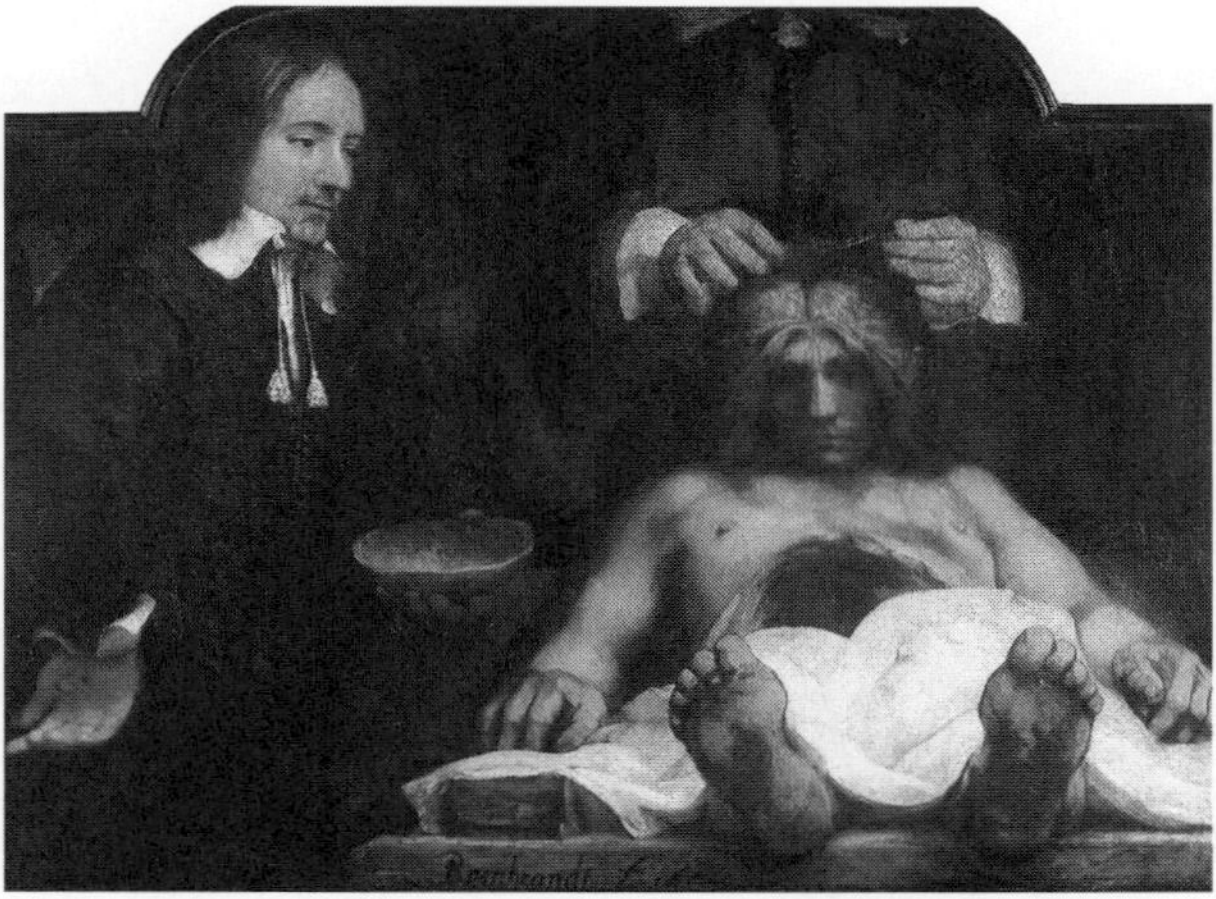

図2－1　『ヨアン・デイマン博士の解剖学講義』
（レンブラント作/1656年/アムステルダム国立美術館蔵）

脳神経系は、まず大きく中枢神経系と末梢神経系に分かれます。中枢神経系はひとつながりの脳と脊髄から成り立ちます（なぜ「ひとつながり」なのかは、あとでお話ししましょう）。末梢神経系は中枢神経系から外に伸び出した神経で、運動神経系、知覚神経系、自律神経系に分かれます。このうち運動神経系と知覚神経系を合わせて、体性神経系という場合もあります。

ヒトの脳は、大きな大脳が特徴です（図2－2）。大脳と、それより小さな小脳の内側には脳幹部があって、視床、視床下部、中脳、延髄などが収められています。脳の内側には脳室《のうしつ》があります。脳室は空洞ではなく、脳脊髄液で満たされています。

こうした構造をもつ脳が、どのようにし

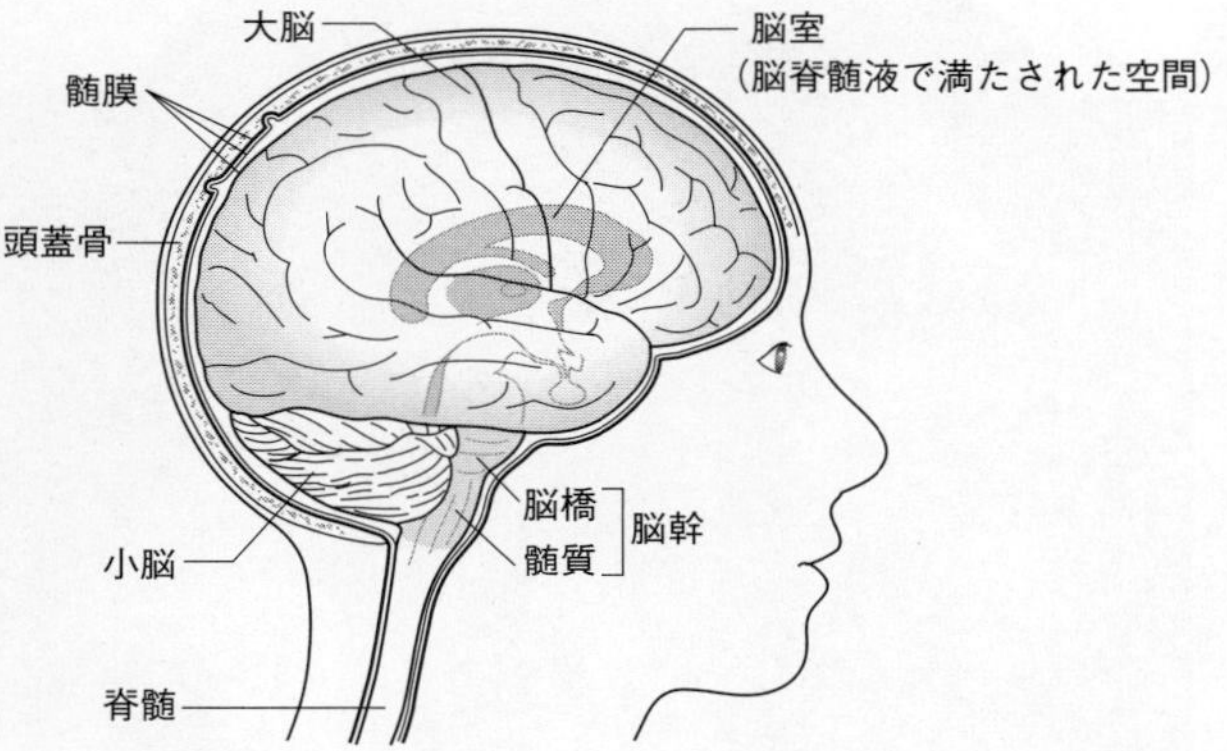

図2-2　ヒトの脳の構造

てできあがるのかを探るのが「神経発生学」です。これは、古くて新しい学問分野といえます。

１９０６年に神経科学分野で初めてノーベル生理学・医学賞を受賞したのは、スペインの解剖学者サンティアゴ・ラモン＝イ＝カハールでした。彼は種々の動物の脳や神経系を切片にして染色し、多数の美しいスケッチを残しており、発生途中のニワトリの胚なども観察しています。この染色法は「ゴルジ染色」と呼ばれるもので、カハールと同時にノーベル生理学・医学賞を受賞したイタリアの内科医カミオ・ゴルジによって開発されました。

カハールはゴルジ染色で染めた脳の標本を注意深く観察し、一見、網目のようなネットワーク状に見える脳も、実は「細胞」の単位からできていることを看破して、この細胞に「neuron」(ニューロン＝神経細胞)という名前を与えました。「neur」は神経系を意味し、語尾の「on」は「小さな単位となっているもの」を表します。

実は、ゴルジのほうは「脳は複雑なネットワークとしてつながっている」と考えていて、両者は意見が食い違ったままノーベル賞の同時受賞となりました。現在なら、どちらが正しいか決着がついてからでないと、ノーベル賞が与えられることはありえないでしょう。

その後、電子顕微鏡が開発されると、光学顕微鏡では見分けられない微細な構造まで観察することができるようになりました。そして、シナプスというニューロンの「つなぎ目」の構造が見出されたことにより、カハールとゴルジの論争はカハールに軍配が上がったのでした。

ニューロンのおさらい

みなさんもその名前を耳にすることは多いはずのニューロンについて、ここでおさらいをしておきましょう。

ニューロンは刺激を受けると「発火」し、電気的な信号を伝えるようになります。これを神経伝達といいます。典型的なニューロンは、核のある「細胞体」から伸びる長い「軸索《じくさく》」と、樹の枝のように複雑に張り巡らされた「樹状突起《じゅじょうとっき》」をもっています（図2－3）。神経伝達の「入力側」が樹状突起、「出力側」が軸索です。1個のニューロンは、長いものでしたら1メートルもの軸索をもち、この中を電気的な信号がすばやく伝わっているのです。

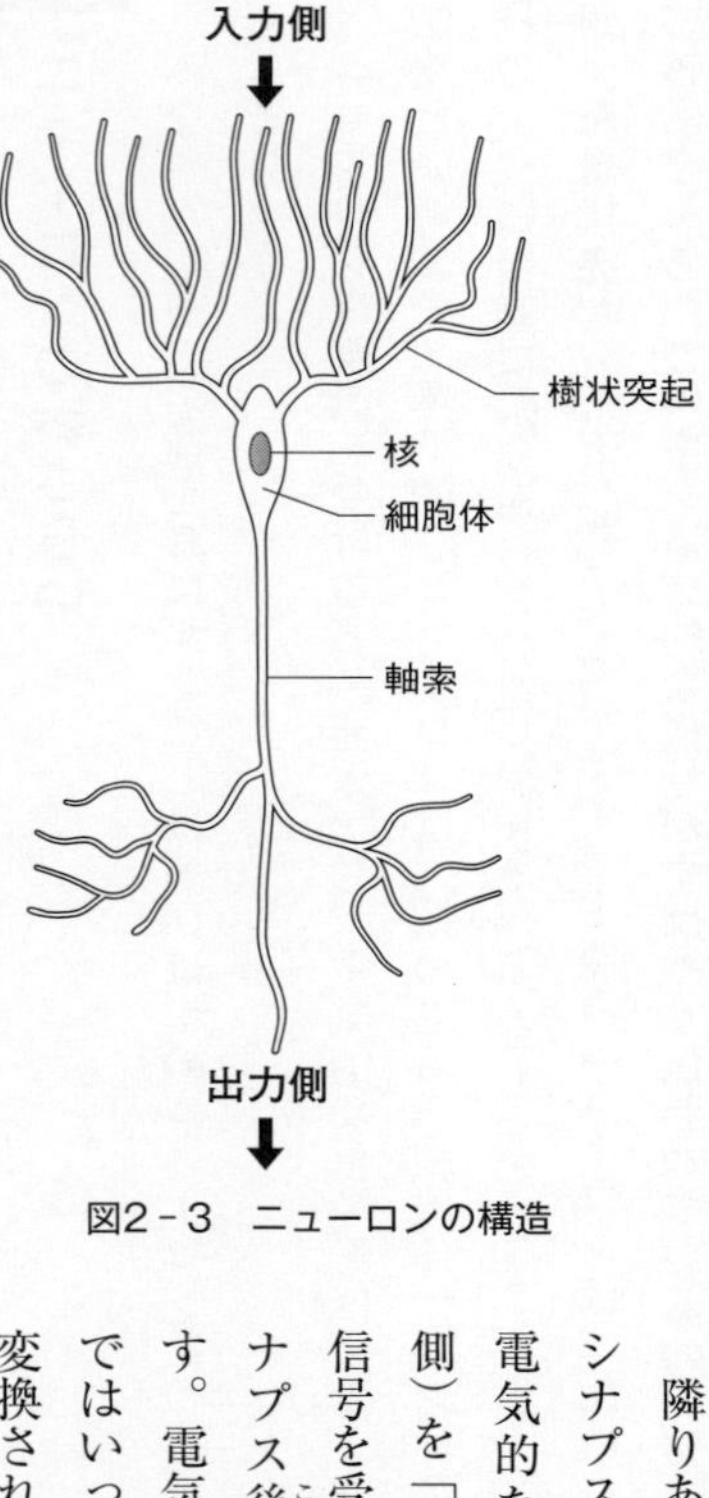

図2-3　ニューロンの構造

隣りあうニューロンどうしは、シナプスを介して接しています。電気的な信号を伝える側（出力側）を「シナプス前《ぜん》ニューロン」、信号を受ける側（入力側）を「シナプス後《こう》ニューロン」と呼びます。電気的な信号はシナプス部分ではいったん「化学的」な伝達に変換されます。電気的な興奮によってシナプス前ニューロンから「神経伝達物質」という化学的な分子が放出され、シナプス後ニューロンにある「受容体」がそれをキャッチすることで、シナプス後ニューロンに刺激が伝わるのです（図2-4）。したがって、このつなぎ目の部分はとても重要です。

なお、神経科学の分野では「分子」という言葉が便利なので、このあと多用することになります。「分子」とは、本書では主としてタンパク質を指すことが多いのですが、少しむずかしい言葉で正確に言えば、糖質で化学修飾された「糖タンパク質」や、糖質と脂質が結合した「糖脂

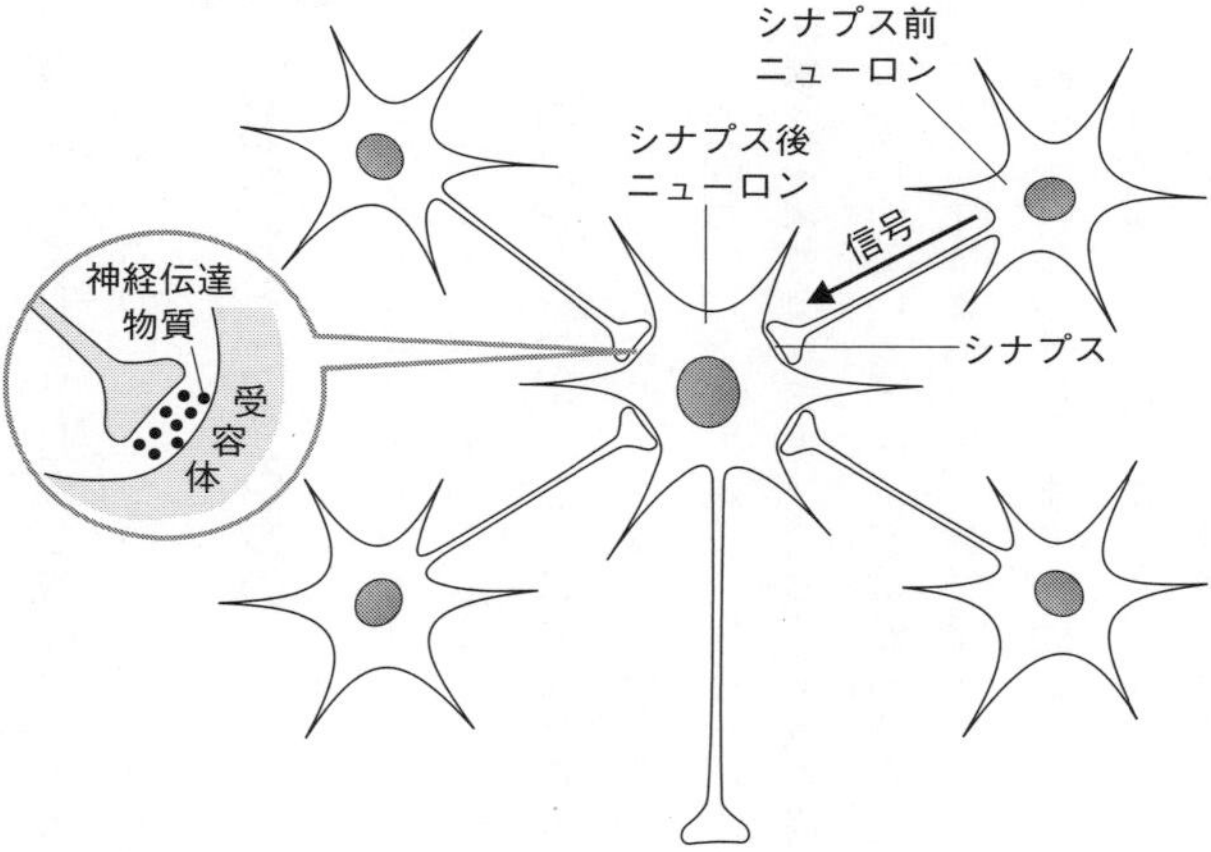

図2－4　ニューロンによる神経伝達のしくみ

質」なども同様に「分子」の仲間です。

さて、脳がニューロンという細胞からできていることがわかったのと同じ頃、つまり20世紀半ばには、両生類のイモリを用いて、神経組織がどのように「誘導」されるのかについて、さまざまな実験がなされました（誘導についてはあとでくわしく述べます）。さらに20世紀後半の四半世紀には、ショウジョウバエを利用した発生遺伝学の影響や、ノックアウトマウス作製技術の確立、そしてさまざまな観察技術の進歩によって、神経発生学は驚くべき発展をとげ、従来の常識を覆すような発見が次々となされました。

たとえば、「脳の基本構造は幼少期までにできあがる」という話を聞いたことのある人は多いでしょう。前述のカハールも「できあがった脳の中では、もはや新しい細胞は生まれない」という言葉を残し、学界でも、昔はそのように信じられていました。しかし現在は、大人の脳でも新しいニューロンが生まれていることがわかっています。このことについては、あとでまたお話しすることにします。

胎児のもとになるもの

では、脳はどのようなプロセスで発生発達していくのでしょうか。意外なことに、脳がどのようにしてできあがるかがまとまって記述された一般向けの本は、これまでほとんどありません。できあがった脳の中でどこにどんな機能があるかを解説したものは多いのですが、脳が構築されていくプロセスについては驚くほど書かれていないのです。

発達障害のひとつである自閉症を脳からみていくこの本では、これから述べる「脳のでき方」は大きな軸となります。この章を読み終えたあと、自閉症をはじめとする発達障害についてみなさんが抱いているイメージはがらりと変わるのではないでしょうか。

では、時間はかなりさかのぼりますが、まずは私たち自身が、つまり個体が発生するところから話を始めたいと思います(図2-5)。

生命のはじまりは、たった一個の受精卵です。父方・母方それぞれの遺伝情報をもった精子と卵子が受精して、ひとつの細胞ができます。というよりも、直径100~150マイクロメートト

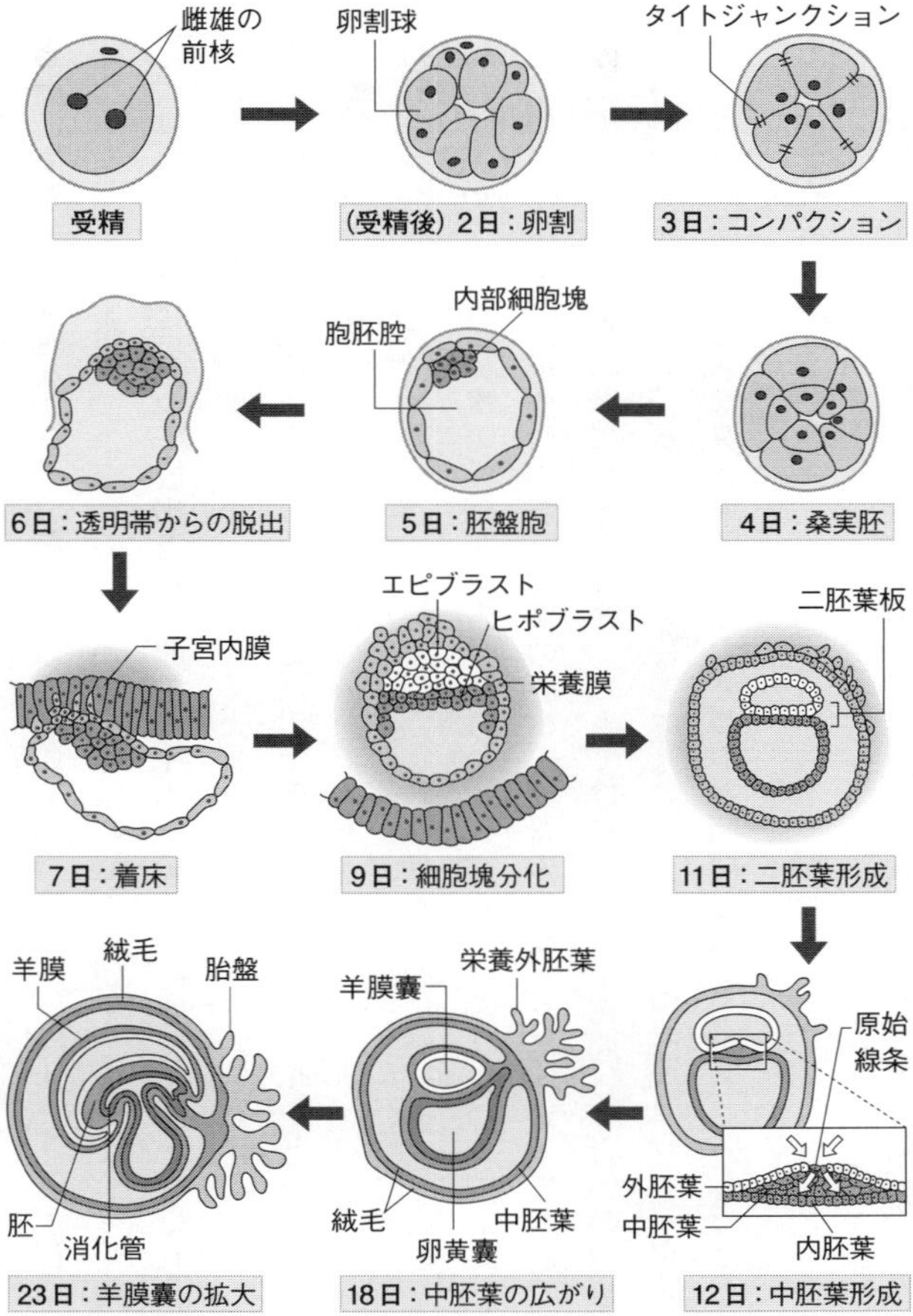

図2－5　胚が発達するプロセス（受精から23日後まで）

ルの大きな卵子に、頭部の幅がわずか3マイクロメートル程度、尾の長さが50マイクロメートルほどの小さな精子が進入する、と言ったほうが正確です。億のオーダーで放出される精子のうち、たった一個しか受精できないのですから、非常に熾烈な競争です。なお、受精が生じるのは子宮ではなく、排卵によって放出された卵子をキャッチする「卵管采《らんかんさい》」と呼ばれる部分です。

受精卵は分裂して、2個、4個、8個……と倍々に増殖します。これを「卵割《らんかつ》」といいます。医学部で教えている人体発生学の教科書では、受精後8週までは「胚《はい》」といい、それ以降を「胎児」と呼ぶのが一般的です。

初期の卵割が進むと、胚はやがて「桑実胚《そうじつはい》」と呼ばれる状態になります。ここまでは全体がほぼ均質ですが、桑実胚の次の段階である「胚盤胞《はいばんほう》」になると、細胞の塊の内側には空洞が生じます。このような過程が進みつつある初期の胚は、卵管の中を子宮に向かって移動していき、胚盤胞の状態のときに子宮の壁に着床します。ヒトでは受精後、1週間目ぐらいのできごとです。

この時期、胚の外側の部分は栄養外胚葉《えいようがいはいよう》と呼ばれ、のちに胎児を包む羊膜《ようまく》や胎盤をつくります。胚の内側は、内部《ないぶ》細胞塊《さいぼうかい》と呼ばれます。この内部細胞塊が、胎児そのものになるのです。

はじまりは「管」

受精後2週間目になると、内部細胞塊は、まず外胚葉（より正確には胚盤葉《はいばんよう》上層）と内胚葉

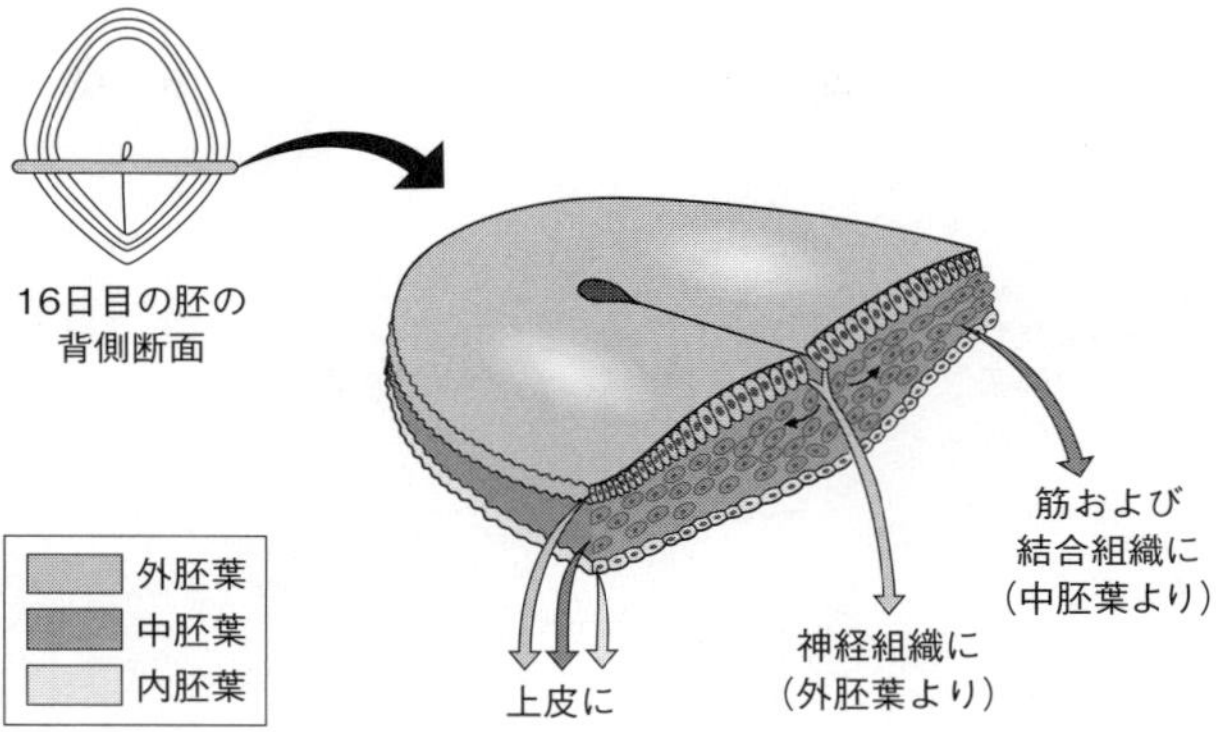

図2-6　三胚葉の構造

（胚盤葉下層）の二つに分かれます。つまり、この時期の胚は「二胚葉性」です。

　さらに受精後3週目になると、外胚葉から落ち込んできた細胞が間に入り込んで、中胚葉を形成し、「三胚葉」の状態になります（図2-6）。

　地球の生き物全体を見渡すと、二胚葉性から三胚葉性に進化したと考えられています。いまでも二胚葉性の生き物（たとえばヒドラなど）も存在しています。私たちの発生過程は、生物の進化をたどっているということもできます。

　三胚葉のうち、脳の発生を考えるときに注目すべきは、外胚葉の部分です。外胚葉の正中部には、中胚葉との相互作用によって「神経板」という肥《ひ》厚《こう》した組織ができます。このように、異なる組織が接する場所で「組織間相互作用」によって新たな組織や細胞が生じることが、さきほど出てきた「誘導」です。誘導は多

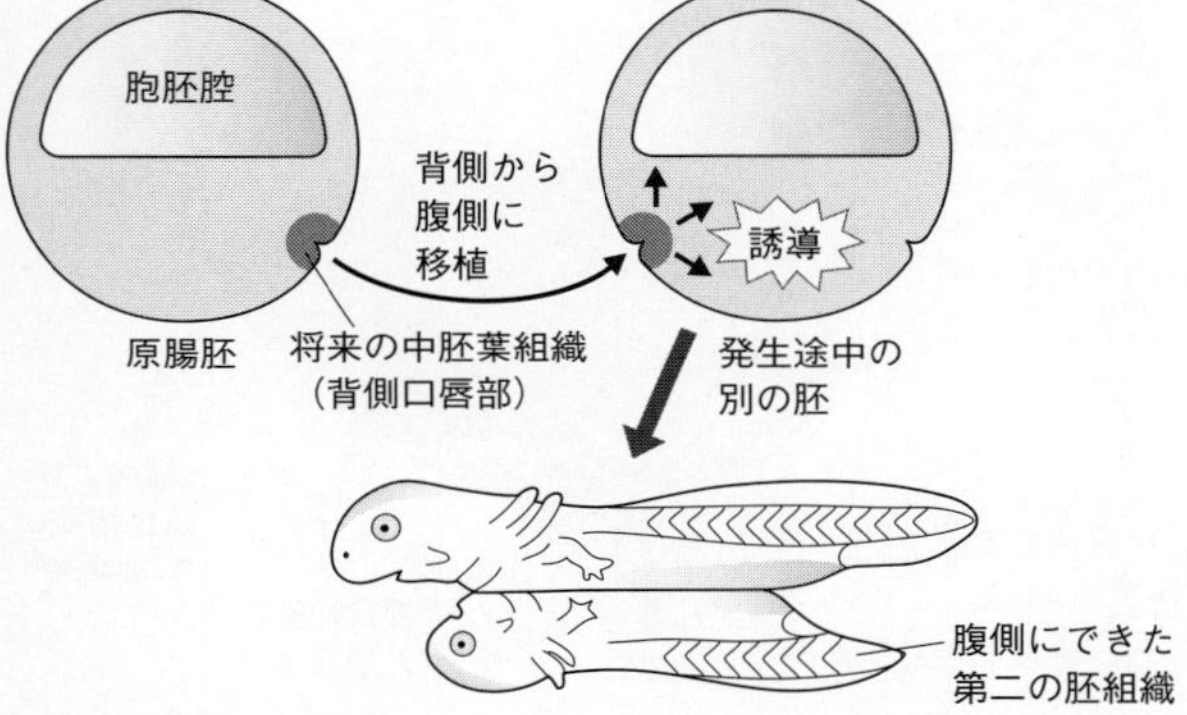

図2-7　オーガナイザー（シュペーマンとマンゴールドの実験）
中胚葉組織を移植した腹側に、もうひとつの胚が形成された！

くの発生現象に共通する根本原理です。

20世紀初頭に、誘導はさかんに研究されました。実験に用いられたのは、微細な手術がしやすいイモリなどの両生類の胚でした。

たとえば、中胚葉が形成される前に、背側の外胚葉を切り取って移植すると表皮が形成されるのに対し、中胚葉の形成が進行しつつあるときに、背側に相当する外胚葉を移植すると、脳、脊髄、眼などを含む神経組織が形成されます。これはドイツのハンス・シュペーマンによる実験の結果で、このことから、中胚葉組織には誘導作用があるのではないかと考えられました。

さらに、シュペーマンの愛弟子であったヒルデ・マンゴールドは、イモリの背側にある将来の中胚葉組織（原口背唇部）を切り取り、それを発生途中の別のイモリの胚に移植してみました。すると、なん

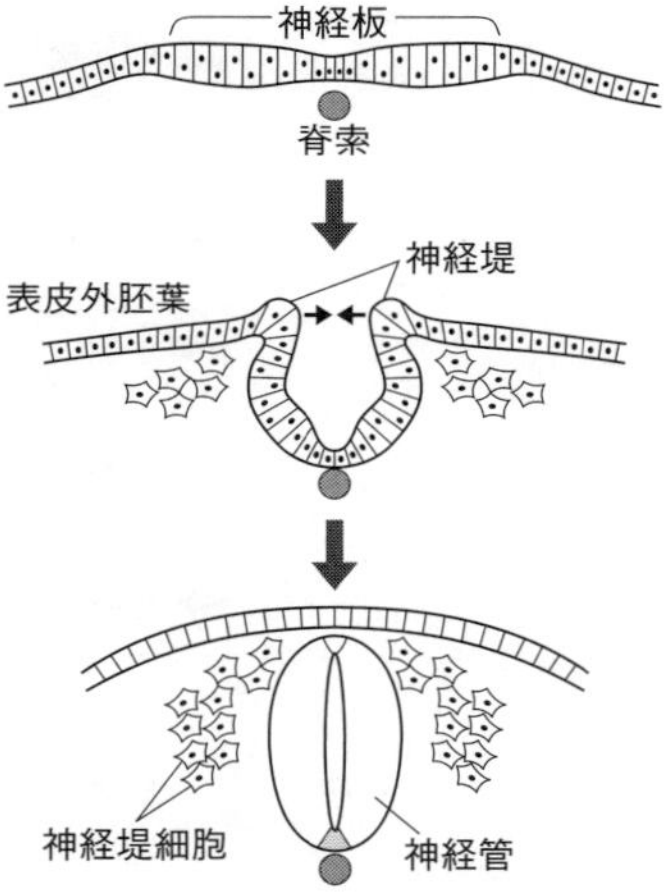

①脊索などの中胚葉組織からの誘導により外胚葉の正中部が分厚くなり，神経板となる

②神経板は巻き上がって「ひ」の字形になり，上部が閉じて神経管を形成する

③できあがった神経管は表皮外胚葉と分離し，中枢神経系の原基となる。神経堤からの細胞は胚の中を遊走して末梢神経系などの組織を生み出す

図2－8　神経管ができるまで

と脳、脊髄、眼などをもつ第二の胚組織が、移植された胚の腹側（本来であれば絶対に神経組織はつくられない部位）に形成されたのです！（図２－７）

　これが高校の生物の教科書にも載っている有名な「オーガナイザー」の発見です。シュペーマンはこの功績で、１９３５年にノーベル生理学・医学賞の栄誉に輝きました（残念なことにマンゴールドはその前に事故で亡くなっていました。もし存命なら一緒に受賞していたでしょう）。

　さて、神経板が形成されると、次に、神経板は巻き上がって「神経管」という一本の管になります（図２－８）。断面で見ると、外胚葉がひらがなの「ひ」のような形になり、その上部が閉じると、神経板だった部分が神

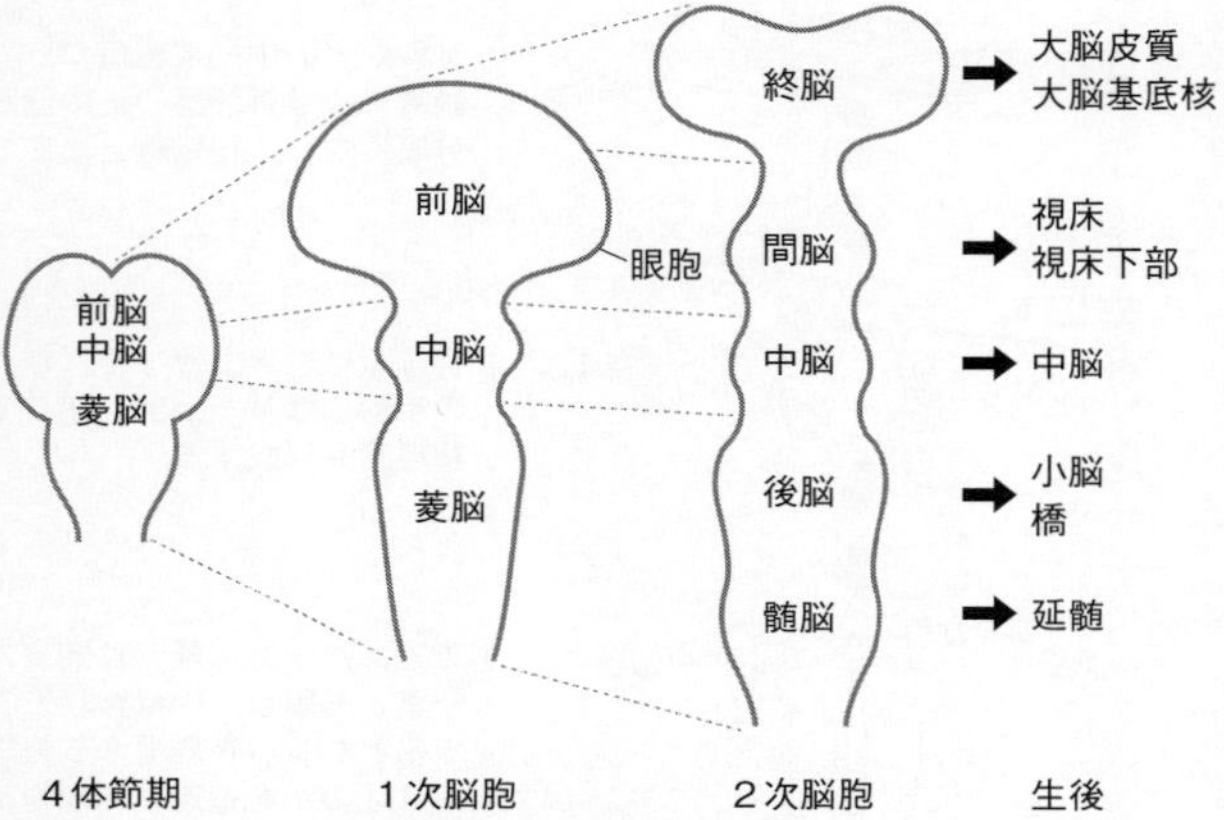

図2-9　神経管がくびれて脳になるまで

経管になり、その外側を「表皮」が覆うような形になります。

つまり、私たちの皮膚の表皮は、元をたどれば脳や脊髄と共通の、外胚葉から生じた組織なのです。余談ながら、表皮とは皮膚のいちばん表の薄い層のことで、擦りむいて血が出たらそれは表皮の下にある「真皮」まで傷が到達していることになります。表皮だけでは体を外界から守るには薄すぎるので、中胚葉に由来する真皮で裏打ちされているのです。

このようにしてできた神経管こそが、私たちの中枢神経系の「原基《げんき》」です。脊椎動物はみな発生期に、体の背側にこのような神経管の構造をもっています。

やがて神経管の前方（将来の「口」ができる方向なので「吻側《ふんそく》」ともいいます）には、いくつかのくびれが生じます。これによって神経管は「前脳」「中脳」「菱脳《りょうのう》」の三つに分かれます。しかし、それで終わりではありません。全体としてはどんどん大きくなりながら、前脳はさらに左右両側に大きく張りだした「終脳」と「間脳」に分かれ、一方では菱脳が「後脳」と「延髄」に分かれ、さらに後方（「尾側《びそく》」ともいいます）の部分が「脊髄」になります。

このように、脳と脊髄は最初から、神経管という「ひとつながり」の構造なのです（図2−9）。また、脳室は、もともとは神経管の内側だった部分ということになります。

こうして分かれた脳のうち、終脳が、最終的には「大脳」になります。間脳は自律神経の中枢として大脳と中脳のあいだにそのまま位置し、将来の「視床」や「視床下部」となります（解剖学的には終脳と間脳を合わせて大脳と呼びますが、一般には終脳のみを大脳と扱うことが多いので、本書でもそのように扱います）。

大脳の背側が「大脳皮質」になり、腹側は「大脳基底核」と呼ばれる領域になります。後脳は、のちに「小脳」と「橋《きょう》」に分化します。

それぞれの部位の役割は、のちほど自閉症の症状と関連づけながらお話ししましょう。

領域化——脳に〝番地〟がつけられる

ところで、複雑な脳がつくられていく順序は、先に脳のサイズが決まって、そのあと機能に応

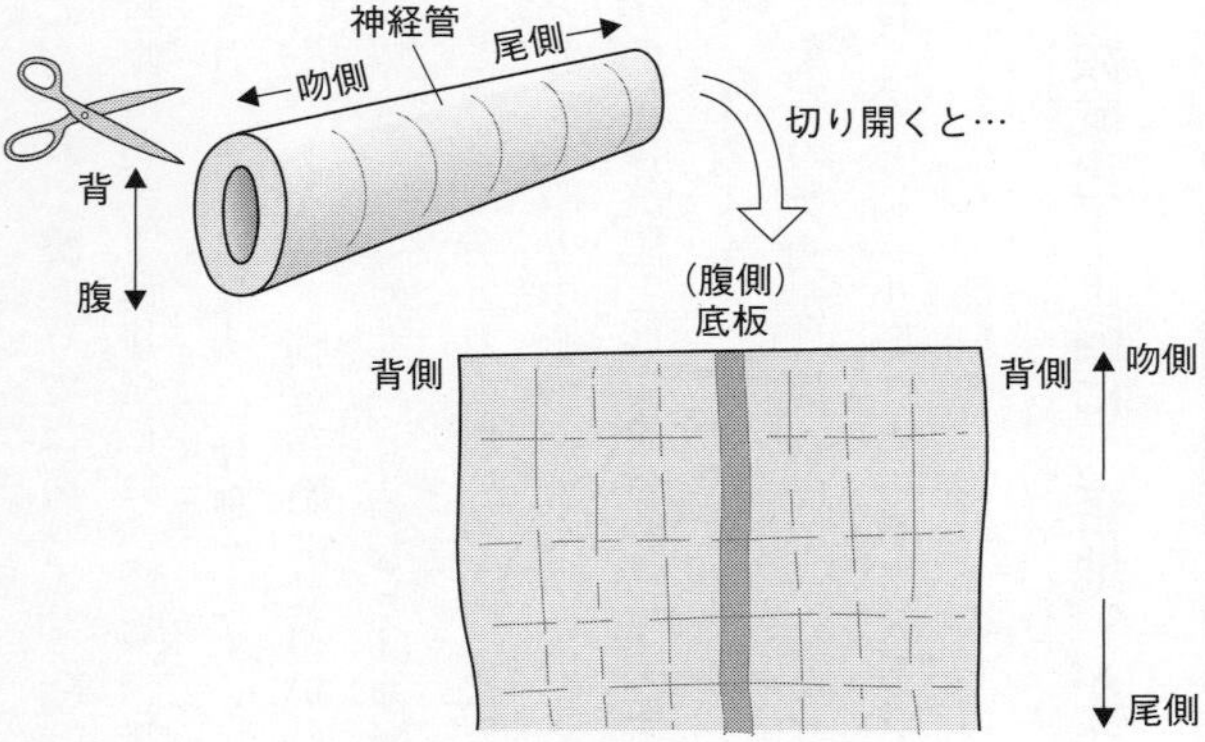

図2－10　脳の「番地」
タンパク質の濃度の勾配が座標軸となっている

じたデザインにもとづいてニューロンやその他の細胞が配置されていく、というものではありません。大きさもどんどん大きくなりつつ（これは、すぐあとで述べるように細胞が増殖することによるのですが）、同時に複雑さも増していく、というダイナミックなやり方なのです。

これは簡単にいえば、「進化の名残」を引きずっているからです。ごく最近、理化学研究所の倉谷滋博士らが『Nature』誌に発表した論文によれば、脊椎動物の脳のつくられ方は、ヌタウナギなどの円口類にまで遡るようです。つまり、私たちの祖先の動物が発生のときに使ったプログラムが、基本的には踏襲されているといえます。

まず大まかな区画ができ、それが細分化されていくという「領域化」の過程と、その領域が特殊化され、ニューロンなどの機能に特化した（分化した）細胞が生みだされていくことは、時間的には同時進行でおこなわれます。

　領域化とは言ってみれば、神経管の中に〝番地〟がつけられることです。神経管を背開きにして二次元にしたものを地図と見なして、札幌の町のように東西南北に道路が走っていると思ってください。地図上の位置は、「南○条西△丁目」のように表せますね。脳にもこのような番地があって、それぞれの領域の「位置情報」になっているのです（図2－10）。

　脳の番地には「東西南北」ではなく「前後軸」と「背腹軸」という2つの座標軸が使われています。この座標軸は、分泌されるタンパク質の「濃度」を表現したものです。

　たとえば神経管のもっとも腹側の構造である「底板」からは、ソニックヘッジホッグ（ＳＨＨ）というタンパク質が分泌されます。そのことにより、神経管腹側には、腹側が濃くて背側が薄いＳＨＨの濃度勾配《こうばい》が形成されます。ナイーブな神経管の細胞たちは、このＳＨＨの濃度を読みとって、運動ニューロンほか、各種のニューロンへと分化します。すなわちＳＨＨの濃度によって、「腹側1丁目、2丁目……」という位置情報が与えられ、それぞれの領域の細胞がどう分化するか、運命が決定されるのです。

　同じような濃度勾配は、背側にも存在します。骨形成タンパク質ＢＭＰ（ビーエムピー）や、ＷＮＴ（ウイント）と呼ばれる分泌因子が、ＳＨＨと逆向きの濃度勾配を神経管背側にもたらします。神経管の細胞はこれらの濃度に応じて、異なるニューロンに分化するというわけです。詳細は割愛しますが、前後軸に関しても同様です。

このようにして、神経管の中が順次、区画化されると、さらに区画と区画の境界部が特殊化して、オーガナイザーとしての性質をもつようになります。境界部から特殊な因子が分泌されることによって、さらに位置情報が細かく与えられることになるのです。

ニューロジェネシス——脳はニューロンの増殖で大きくなる

このようにして脳全体の構造がつくられていくのと同時並行で、それぞれの脳の領域ではものすごい勢いで細胞が増殖していきます。

基本的には脳は、細胞が増えることによって、サイズが大きくなります。最初に増殖するのは神経管を構成する「神経上皮《じょうひ》細胞」です。細胞が特定の機能や役割をもつことを「分化する」といいますが、神経上皮細胞は、まだどのような神経系の細胞になるのかが決まっていない未分化な細胞ですので、「幹細胞」としての性質をもちます。幹細胞とは、いわばタネのような細胞で、将来いろいろな細胞を生み出すことができます。まずは、このような幹細胞自体の数が、どんどん増えていくのです。それは1個の神経幹細胞が2個の神経幹細胞に分裂し、それがまた4個の神経幹細胞に分裂するというやり方です。そのようにして自分と同じ細胞を生み出す分裂のことを「対称分裂」と呼びます。

しかし、幹細胞が幹細胞を生みつづけているだけでは、未分化な細胞が増えるだけで、機能をもつ細胞ができません。そこで、神経幹細胞からはやがて、将来のニューロン（神経細胞）になる細胞が生まれてきます。一個の神経幹細胞が、神経幹細胞とニューロンになる細胞とに分裂するのです。これを「非対称分裂」と呼びます（図2－11）。このやり方ならば、ニューロンが生みだされつつ、幹細胞もいつまでも残ります。

ニューロンを生み出す分裂は、ほかにもあります。非対称分裂によって幹細胞と、ニューロンになる前段階の「前駆《ぜんく》細胞」が生まれ、前駆細胞が対称分裂を何度か繰り返して多数のニューロンが生まれるという分裂です。実際、われわれのような霊長類では、ほかの哺乳類に比べて神経幹細胞が増えただけでなく、途中段階の前駆細胞の数が圧倒的に多くなったことがわかっています。なお、いったん生まれたニューロンは、もはや分裂することはありません。

このように神経幹細胞から、ニューロンやほかのさまざまな神経系の細胞が生まれることを、「ニューロジェネシス」と呼びます。日本語では「神経新生」と

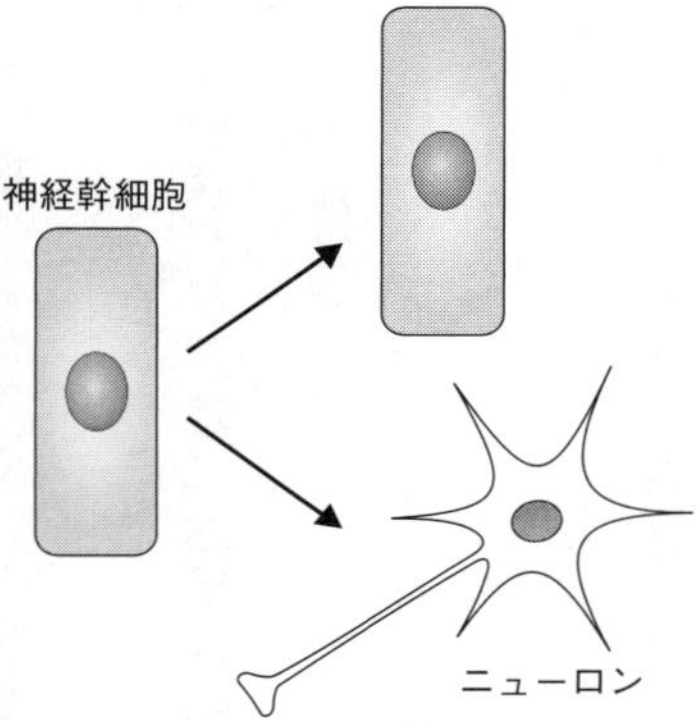

図2－11　神経幹細胞の非対称分裂

いう訳語が一般的ですが、とくにニューロン産生に着目して「ニューロン新生」と呼ぶこともあります。

放射状グリアは「お母さん細胞」

さて、神経幹細胞が分裂を繰り返している場所は、神経管の内側にある脳室（脳室帯）と呼ばれる部分です（図2-2参照）。神経幹細胞には細長い突起があって、脳室はこの突起によって、神経管の外側にある「脳軟膜」とつながれています。神経幹細胞から生まれたニューロンの細胞は、この突起をよじのぼって脳室を出て、次々と脳軟膜の側に移動し、蓄積されるのです。

この神経幹細胞の突起は、脳室から放射方向に伸びているので、「放射状グリア」という名前がついています（のちほど「グリア細胞」という細胞が出てきますが、紛らわしいことに放射状グリアは機能的・形態的にグリア細胞ではなく、神経幹細胞です）。

私はこの放射状グリアを「お母さん細胞」と呼んでいます。神経幹細胞としてニューロンの子どもを生み出していて、その子どもたちはお母さんにまとわりついてよじのぼり、脳室から脳軟膜へと巣立っていくからです（図2-12）。

ちなみに「放射状グリア」の名づけ親は、米国のパスコ・ラキッチといって、大脳皮質発生の研究業界では「権威」のお一人です。1970年代に、電子顕微鏡によるくわしい観察から、ニューロンが放射状グリアにくっついて上層に移動することを初めて見いだしたのがラキッチ先生でした。筆者にとっては雲の上のような方ですが、ギリシャのクレタ島で開催された「Cortical Development」という学会の折には、幸いにもディナーの席をご一緒する機会がありました。「放射状グリア」という名称は紛らわしいので改名してはどうか、と学会でも参加者たちが議論したことがあったようですが、よりよいものが見つからないという理由で、引き続きこの名称が使われることになったようです。おそらく大御所のラキッチ先生がご存命のうちは、改名は難しいでしょう。

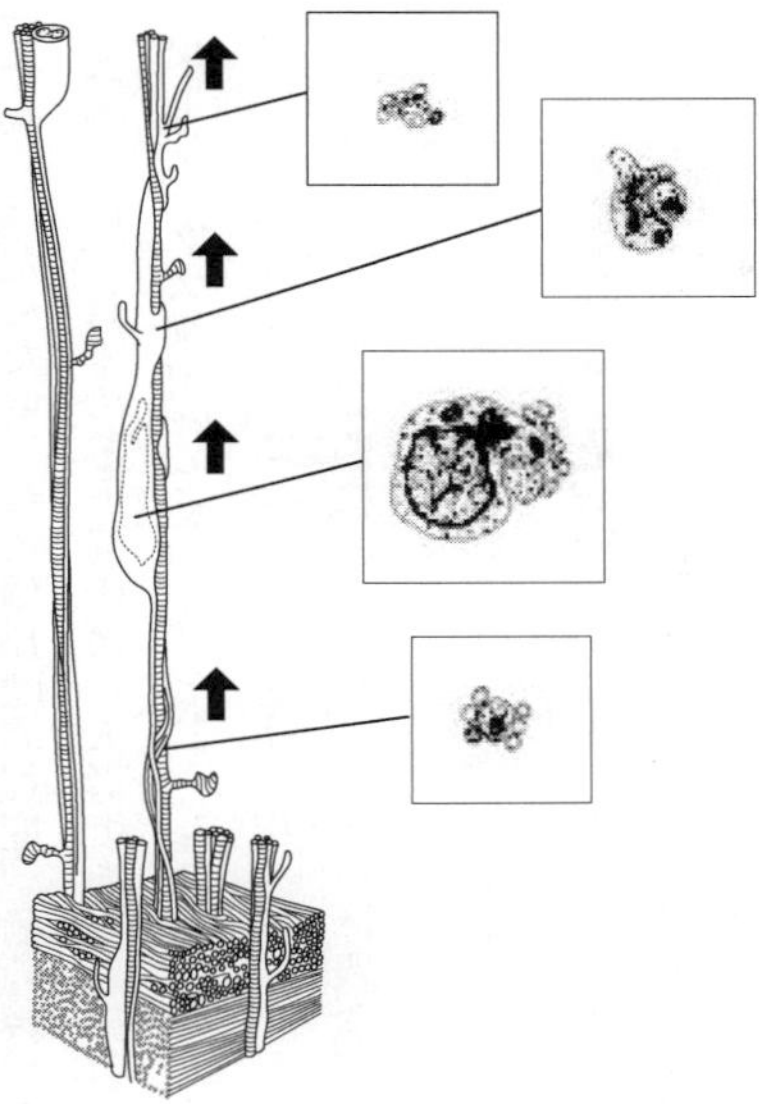

図2－12　放射状グリアをよじのぼるニューロン（Rakic, P. J. Comp. Neurol. 1974を改変）

放射状グリアの細胞は、脳室面で2つに非対称分裂します。片方はニューロン、あるいはさらに分裂してニューロンを生み出す前駆細胞となり、もう片方は放射状グリア細胞として、さらに分裂します。分裂から分裂までの周期は、マウスではだいたい、最初は10時間程度。その後、だんだんに長くなっていきます。

ちなみに、日本の脳研究の第一人者である藤田哲也《せつや》先生は、放射状グリア細胞のことを独自に「マトリックス細胞」と名づけられていました。「マトリックス」とはこの場合は、「母なる細胞」という意味なので、ニューロンを生み出す細胞としては、こちらの命名のほうがセンスはよいはずなのですが、世界的に広まらなかったのは残念です。

私がパックス6遺伝子と出会うまで

さて、ここで脳の発生発達における重要な〝役者〟である「パックス6」を紹介したいのですが、その前に、ちょっと筆者のこれまでの研究生活について、話をさせてください。

実は私は、研究人生の最初から神経や遺伝子を対象としていたわけではありません。そもそも大学は、歯学部の出身です。高校時代は言語学や心理学に興味をもっていたのですが、大学受験のときに二次試験の願書を出す直前に風邪を引いたのをきっかけに、直接、人の病気を治すことはすばらしいと考え、歯学部を受験しました。なぜ医学部ではなかったかというと、18歳の時点で「自分は患者さんやご家族の生死に向き合うだけの強さはない」と思ったから。歯科医なら、生死が関係するようなことはないと考えたのです（実際には、口腔外科では顎や舌のがんなども扱うこと、死体の身元確認などにもたずさわることは、あとになって知りました）。

臨床実習では、たしかに患者さんに感謝され、やりがいを感じました。入れ歯を入れた患者さんが翌週に「先生、ホウレンソウが噛めたんですよ！」と言ってくださったときには、じーんとくるものがありました。でもその一方では、技術を取得する間はいいけれど、自分のスキルがある到達点に達したあと、どのようにモチベーションを保てばよいのか、疑問が生じたのです。

人体の損なわれた機能を回復する医療としての歯科の歴史は古く、紀元前2500年頃のものとみられる入れ歯がエジプトで見つかっています。第二次世界大戦後は材料学の進歩によって、虫歯の治療法もほぼ確立していました。次々と未知の病気が見つかる医学に比べて、狭い領域を扱っているという意識がありました。また、自分には、患者さんの治療を続ける毎日よりも、もっと変化や自由のある生活が向いているとも思いました。世界中の研究者としのぎを削りあうスピード感が欲しかったのです。

そこで、大学院では「顔面発生学」をテーマにしている研究室に入りました。口腔領域を扱う歯科では、たとえば口唇口蓋裂（いわゆる「みつ口」）なども治療対象になるため、口腔を含めた顔がどのように発生するかという基礎研究も、歯学部の守備範囲なのです（ちなみに「顔」とは「目鼻立ち」を基本とし、顎や口から眉毛までを指します。額は人によっても、年代によっても位置が変わるので……）。

顔の研究をしていたときに「なるほど」と得心したのは、「顔は中枢神経の表現系である」という教授の言葉でした。

実際に、感情は表情に表れますが、そのほかにも、たとえば精神遅滞をともなうダウン症の人は人種を超えて特有の顔貌があります。たしかに中枢神経と顔にはつながりがあるような気がしました。その後、この見方は教授のオリジナルではなく、「Face predicts the brain（顔は脳を予言する）」という英語の元ネタがあるらしいことも知りました。顔と神経発生の関係に関心を抱くようになったのは、その頃からです。

やがて、ある製薬会社の研究所から、興味深い実験材料が私たちの研究室に持ち込まれました。それは、自然発症による「目鼻のできないラット」でした。

いったい、なぜこのようなラットができるのか。どの遺伝子が傷つくと、眼や鼻が発生しなくなるのか——。私たちはこの探求のために、当時、岡山大学におられた野地澄晴先生らとの共同研究を開始しました。そこで行き当たったのが、パックス6という遺伝子だったのです。

放射状グリアでのパックス6の重要な働き

研究は自分一人でやっているわけではありません。世界中の研究者たちが、それぞれの研究対象と戦っています。パックス6に関しても、私たちのラットでの研究より先行して、マウスのパックス6がすでに見つかっていました。遺伝学的な面に関してパックス6の研究をリードしてい

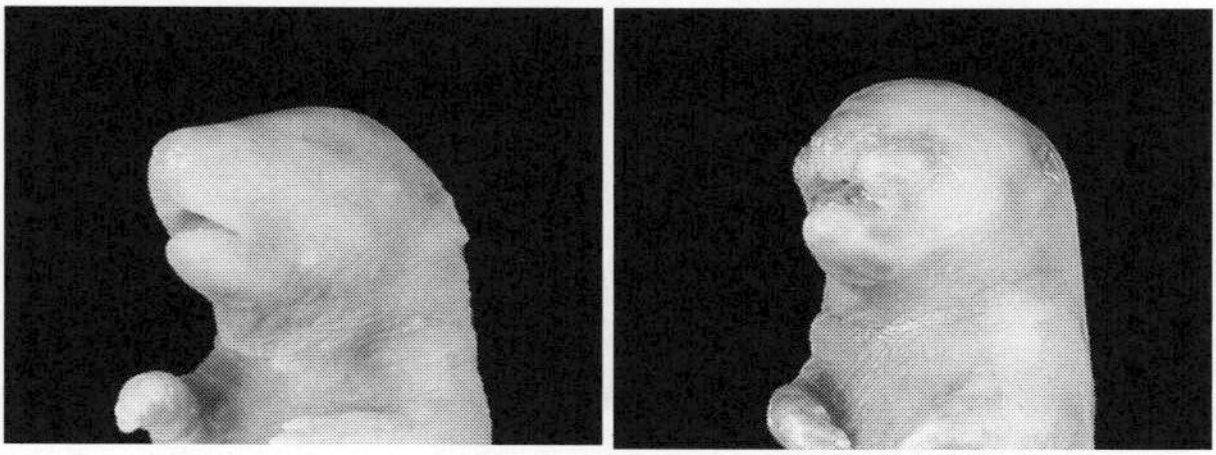

図2－13　教科書に紹介されたパックス６研究の成果
野生型ラット（左）と比べ、パックス６が変異したホモ接合個体（右）は目鼻の形成がみられない（Fujiwara et al., Differentiation, 1994）

たのは、エジンバラ大学の研究者ヴェロニカ・ヴァン＝ヘイニンゲンでした。彼女はのちに、国際遺伝学会の会長も務めています。

これに対して私たちのほうはまず、眼の形成過程でパックス6という遺伝子は何をしているのかを、目鼻ができないラットの胚を用いて研究しました。そして、表皮に「水晶体」が誘導されるための「応答能」（コンピテンス）を与えているのがパックス6であることを明らかにしました。

この研究成果は、米国のスコット・ギルバート先生のライフワークともいえる『Developmental Biology』という分厚い教科書に、写真つきで引用していただいています（図2－13）。教科書に載る研究ができることは、研究者冥利に尽きる名誉です。

さらに私たちは、鼻の原基の形成に関しても、鼻部をつくる細胞が脳の原基の中脳部分から移動するのにパックス6が働いていることを証明しました。

そうこうする間に、この遺伝子は眼や鼻の発生だけではなく、脳においても、さまざまな部位で大きな働きをしていることがわかってきました。そこから私の研究領域は、自然と吸い寄せられるように、「顔」から「脳」へと向かうことになったのです。「顔は中枢の表現形である」という言葉に導かれたのかもしれません。

パックス6は脳の発生発達の初期、外胚葉に神経板が形成される頃から、神経板を構成する神経上皮細胞で働きはじめます。神経上皮細胞の丈がどんどん伸びて放射状グリア細胞になったときに、その増殖を維持しつつ、ニューロン産生のスイッチをよいタイミングで押す作用をするのです。

もし、このようなパックス6の働きが失われてしまうと、ニューロンの産生が前倒しに生じてしまい、神経幹細胞の数が減ってしまいます。結果として、大脳皮質を構成するニューロンが激減してしまうことになります。パックス6は、放射状グリアの増殖と分化のバランスを調節するという重要な役目を担っているのです。

哺乳類の「インサイドアウト型」ニューロン蓄積

大脳皮質ではこのように、放射状グリアやパックス6らが活躍するニューロジェネシスによって、膨大な数のニューロンがバランスを保ちながら産生されています。しかも、ヒトを含めた哺乳類においては、大脳にニューロンが蓄積されていくしくみに、進化的にみて非常に面白い特徴があるのです。

産生されたニューロンはさきほど述べたように、放射状グリアに沿って脳室側から脳軟膜側に移動します。このとき、ニューロンはあたかも建築物のように、下の階（神経管の内側、つまり脳室側）から上層階（外側、つまり脳の表面側）へと重なるように積み上がっていくのです。これを「インサイドアウト型」の移動様式と呼びます。

つまり、あとから来た細胞は、すでに蓄積された細胞を追い越すようにして重なっていくのです。

解剖学的には、大脳皮質の典型的な構造が六層構造であることは古くから知られていました。神経発生のしくみがまだわかっていない時代に、それぞれの層にはⅠ層、Ⅱ層……と、脳の表面側から名前がつけられました。しかし、発生学的にみるとⅥ層ニューロンが先にいちばん下にできて、その上にⅤ層、Ⅳ層……が積み重なっていることがわかったわけです。ややこしいことになってしまったものです。

それはともかく、遅く生まれたニューロンが早く生まれたニューロンより上に積み重なるという、このインサイドアウト型のやり方は、脳を大きくするうえではきわめてよくできたしくみといえます。実は、鳥類や爬虫類の脳は、このようなしくみにはなっていません。遅く生まれたニ

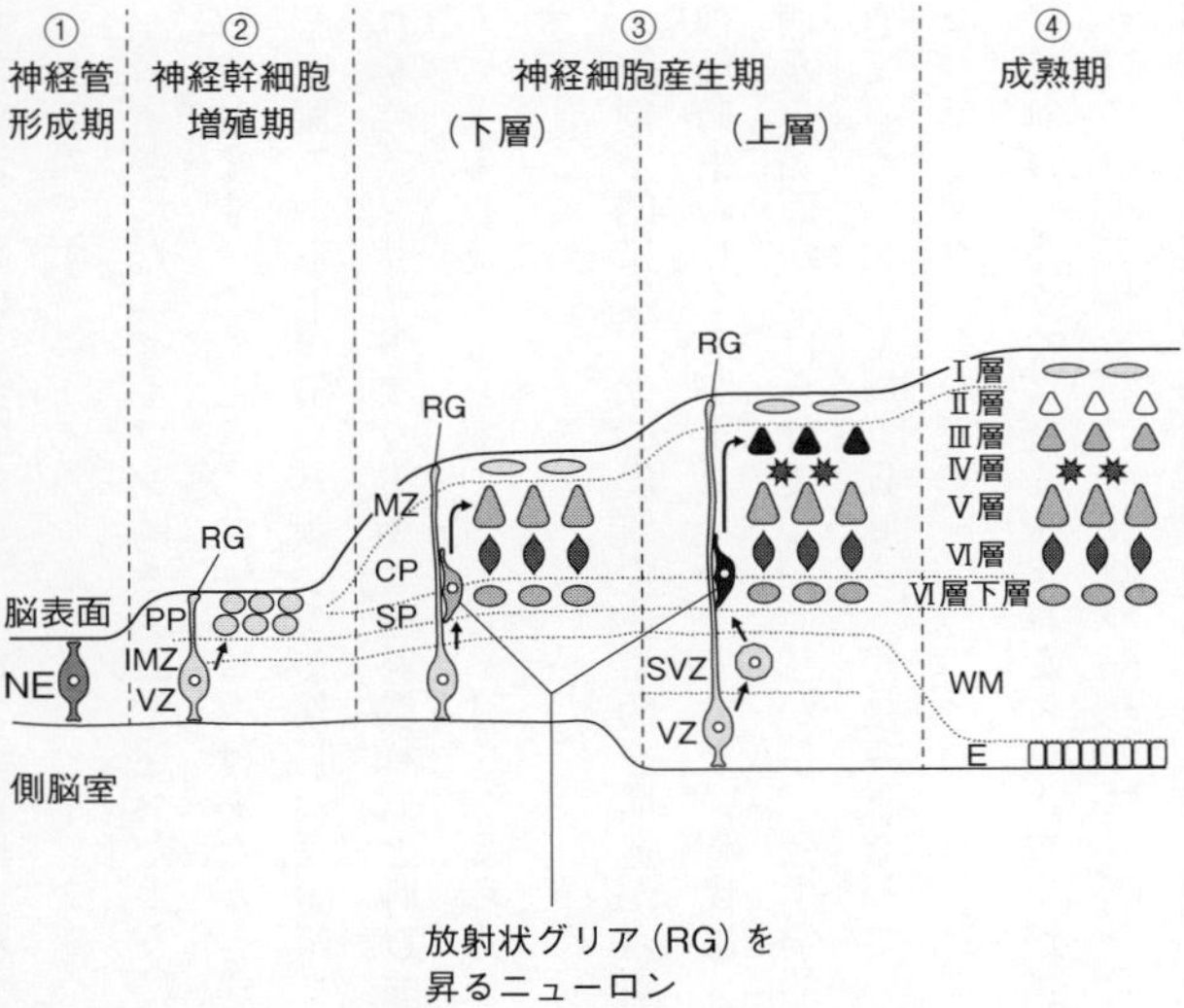

図2-14　インサイドアウト型のニューロン蓄積

①神経管形成期

神経上皮細胞（NE）から神経管が形成される。

②神経幹細胞増殖期

神経上皮細胞は縦に伸びて、細長い放射状グリア（RG）になる。放射状グリアの核は脳室帯（VZ）にある。この時期につくられたニューロンは中間層（IMZ）を経て上層に移動し、プレプレート（PP）を構成する。

③神経細胞産生期

プレプレートは上層の辺縁帯（MZ）と下層のサブプレート（SP）に分離する。その間に、大脳皮質となる皮質板（CP）の層が形成される。皮質板を構成するのは、放射状グリアを下からよじのぼってきたニューロンたちである。早く生まれたニューロンは下層に、遅く生まれたニューロンは上層に並ぶ。このようにしてII層からVI層まで、下から上へ（インサイドアウト型に）ニューロン層が形成されて、大脳皮質ができあがる。

④成熟期

大脳皮質を構成するニューロンからの軸索により、深部に白質（WM）が形成される。脳室帯は最終的には上衣層（E）と呼ばれる薄い層となる。

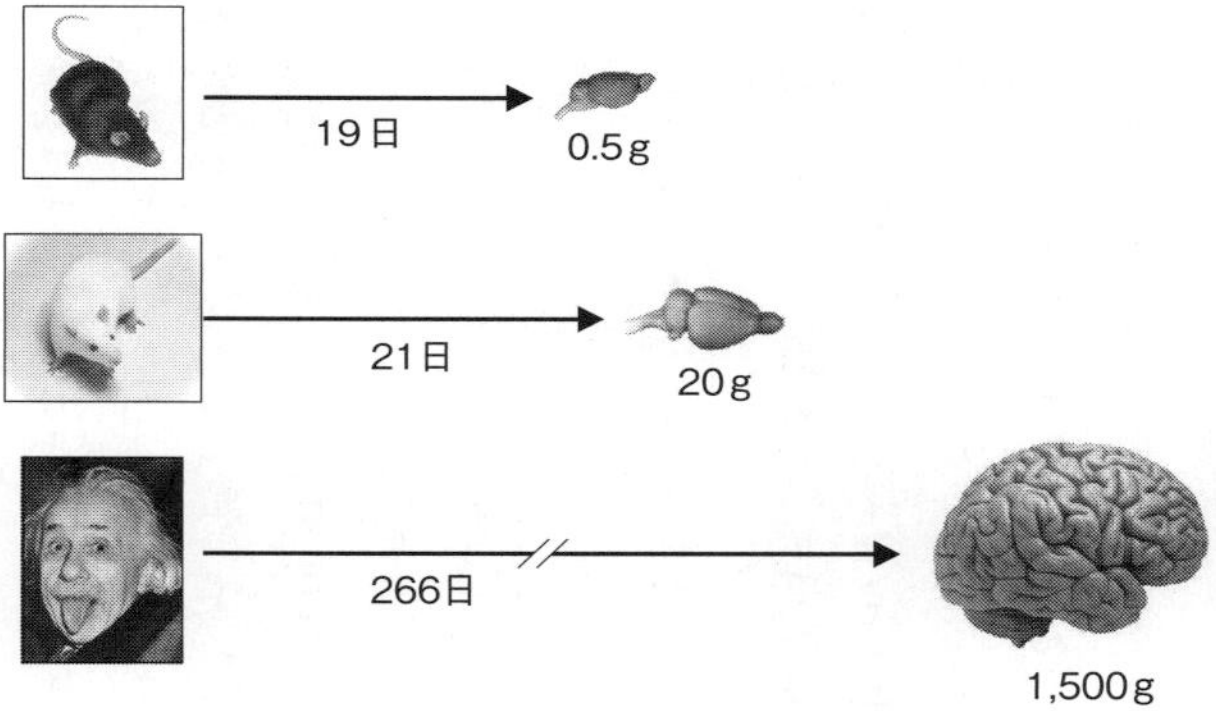

図2－15　発生にかかる時間と脳の大きさ

ューロンは早く生まれたニューロンの下に重なっていく（先に産生されたニューロンほど神経管の外側に位置する）ので、脳の大きさが最初の段階で決まってしまうのです。

それに対してインサイドアウト方式では、外側にニューロンをどんどん、いくらでも積み上げていくことが可能です（図2－14）。このように進化したからこそ、哺乳類は大きな大脳皮質をつくれるようになったと考えられるのです。

さらにこの方式では、胎児が母親の胎内ですごす妊娠期間が長くなるほど、つまり胎児の脳でニューロジェネシスの期間が長くなればなるほど、よりニューロンの層が多くなり、より大きな脳をつくることが可能です（図2－15）。たとえば実験によく使われるマウスの妊娠期間は19日であり、脳は0・5グラムですが、妊娠期間が約266日のヒトでは、約1500グラムもの脳がつくられます。

余談ですが、2015年に「インサイドヘッド」というディズニー・ピクサー共同制作のアニメーション映画が日本で公開されました。でも、この映画の原題は「Inside Out」です。思春期の女の子ライリーの「頭の中（つまり脳の中）」でのさまざまな気持ちの葛藤を軸にストーリーが展開するのですが、「Inside Out」という原題にはライリーの「あべこべな」「矛盾した」心の様子を表すと同時に、大脳皮質が「インサイドアウト」に形成されるという学術的意味も込められているように感じられます。そんなことに気づくと、映画の面白さがさらに奥深くなりますね。

発達障害につながるリスク ①ニューロンの産生

ここまでが、脳が発生してから、ニューロンが産生されるまでのプロセスです。

ところで、自閉症を含めた発達障害とは「神経発生発達障害」のことであり、ここまでの段階でなんらかの不具合が生じれば、障害につながる可能性があります。そして、不具合を起こすリスクはさまざまなところに潜んでいるのです。それはどのようなリスクでしょうか。

まず、神経幹細胞の対称分裂が通常よりも不活発であれば、生まれるニューロンの量が圧倒的に足りなくなる可能性があります。これは神経幹細胞の非対称分裂や、ニューロンになる細胞の対称分裂が少なくても、同じことです。いずれの場合も、神経活動をおこなうための基礎単位となるものが少なくなってしまうわけですから当然、最終的にできあがった脳の機能には大きな問題が生じます。

また、この段階で産生されるニューロンは無個性なものではなく、それぞれ将来の役割を運命づけられています。ですから、「量」が足りていればいいというわけではなく、正しい機能をもっていること、つまり「質」も重要なのです。

たとえば大脳皮質の中では、深い層のニューロン（つまり早く生まれたニューロン）は、脳や脊髄の遠く離れた部分に投射して、長距離の神経回路を形成します。これに対して浅い層のニューロン（遅く生まれたニューロン）は、大脳皮質の中で短距離の回路形成に関わります。浅い層のニューロンはとくに、微妙な神経機能の調節に必須だと考えられています。大脳皮質の層構造には、このようにニューロンの機能的な違いも反映されているのです（図2-16）。

進化的にみると、霊長類では他の哺乳類よりも、浅い層のニューロンの量が相対的に増えています。しかし、もし神経幹細胞のニューロン産生プログラムにどこかで不具合が生じ、浅い層のニューロンの量が予定よりも少なくなってしまうと、微妙な神経機能の調節ができなくなってしまう可能性があります。

また、ニューロンの産生だけでなく、その後のニューロン移動や層の形成も正しくおこなわれ

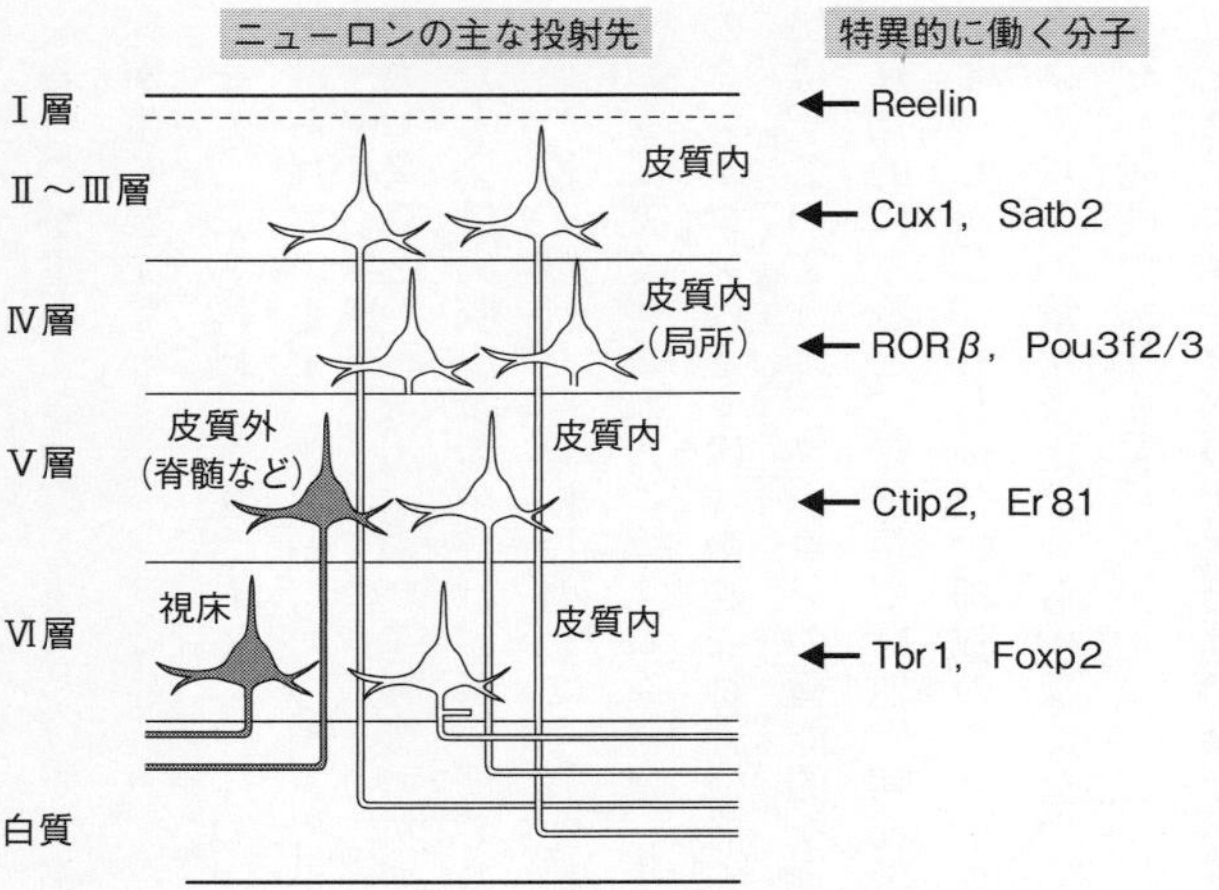

図2－16　大脳の層構造と投射先

層によってニューロンの投射先は異なる。各層には特異的に働く分子がある

る必要があります。

脳にはこうした層構造に対応して、それぞれの層で特異的に働く分子がありす。たとえば*Tbr1*という遺伝子は、発生が進んでいくと第Ⅵ層（もっとも早く生まれて深層に位置するニューロン）で働きつづけます。ほかに*Foxp2*という遺伝子も、深層ニューロンに重要な働きをします。そして実は、*Tbr1*や*Foxp2*は自閉症とも非常に関係の深い遺伝子なのです。

それよりも遅く生まれたニューロンでは順に、第Ⅴ層では*Ctip2*が、第Ⅳ層では*RORβ*が、第Ⅱ層と第Ⅲ層では*Cux1*などが働きます。このような分子たちは「大脳皮質の層特異的マーカー」と呼ばれるものです。かつては外形的な組織（層）のみで分類されていた脳の層構造が、現在では分子の言葉でも表現されるようになったのです。

第5章でくわしく述べますが、これらの遺伝子の働き方の不具合も、発達障害につながるリスクとなります。

発達障害につながるリスク②ニューロンの配線

ニューロンが産生されて、層構造が形成されて以降も、脳の発生は続きます。ここからのプロセスにも、たくさんの難関が待ちうけています。

産生されたニューロンは、脳内に配線を張り巡らせるために「軸索」というケーブルを伸ばします。これは、むやみに伸ばしてどこかにつながればいいというものではありません。軸索の先端は正しい方向を察知するための「成長円錐《えんすい》」というセンサー部分となっていて、〝手探り〟で行き先を探しているのです。

このとき脳内にも、軸索が伸びるべき方向をガイドする「誘引因子」があちこちに局在しています。「こっちの水は甘いぞ」とでも呼んでいるのだと思ってください。成長円錐にはそのメッセージを感知する受容体があり、誘引因子の存在をキャッチするとその指令が細胞内に伝わって、軸索がそちらに向かって伸びるしくみになっているのです（図2-17左）。

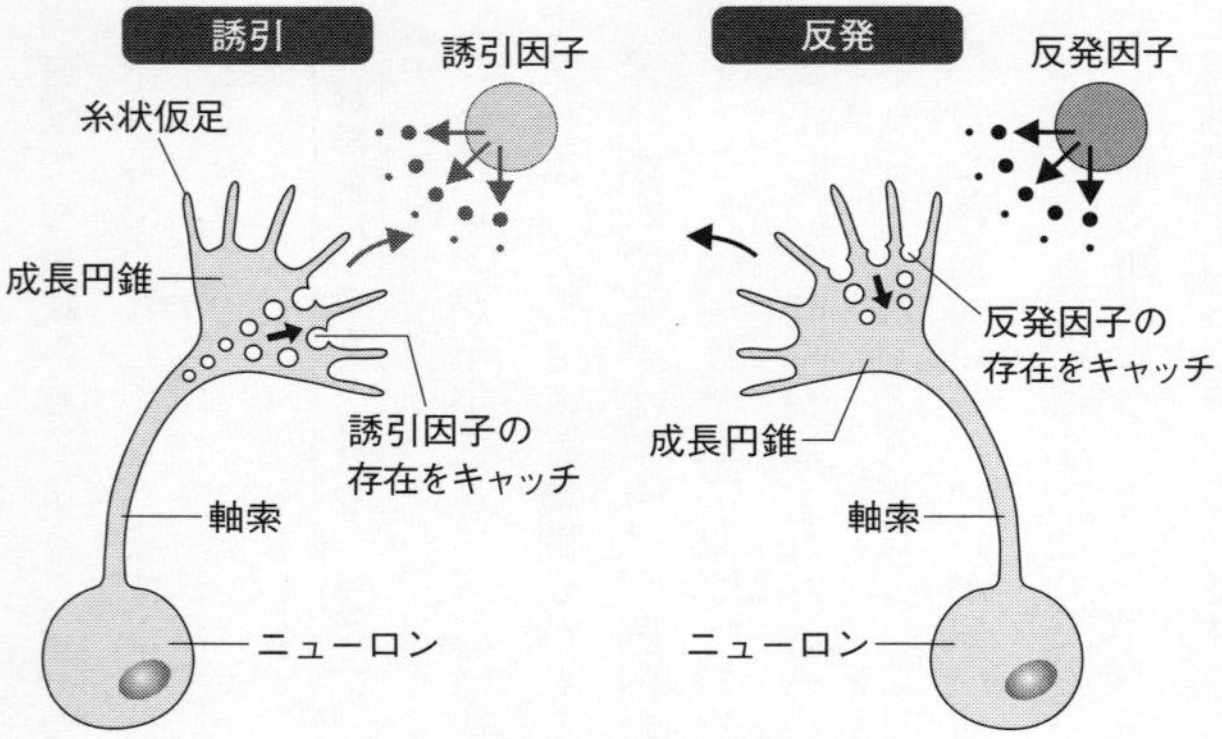

図2－17　誘引因子と反発因子
（理化学研究所脳科学総合研究センター戸島拓郎博士のホームページ掲載の図を改変）

誘引因子の中で、もっとも最初に見つかったのは「ネトリン」というタンパク質でした。ネトリンは発生途中の神経管の腹側正中部に局在していて、菱脳や脊髄に生まれたニューロンの軸索は、ネトリンに引きつけられるようにして正中部に向かって伸びていき、神経管の反対側に投射します。

ネトリンは１９９０年代に、米国カリフォルニア大学サンフランシスコ校でマーク・テシェ＝ラジーヌ（現スタンフォード大学学長）が、人海戦術で何万個ものニワトリの神経管を切り出し、そこから抽出したものです。その名前は、サンスクリット語で「導く」という意味の「netr」に、物質を意味する語尾の「in」を合わせてつけられました。実は、誘引因子の存在はニューロンを発見したあのカハールによって予言されていて、テシェ＝ラジーヌはその仮説にもとづいて誘引因子を実際に見つけたのです。

しかし、軸索の行き先をコントロールしているのは、誘引因子だけではありません。反対に「こっちは進入禁止」というメッセージを出す「反発因子」も存在します（図2－17右）。

反発因子の発見は1980年代後半に遡ります。米国のジョナサン・レイパーは、網膜のニューロンと自律神経節のニューロンを一緒に培養すると、それぞれの軸索が互いに反発しあうことを見いだしました。時間を追って観察すると、一方のニューロンの成長円錐が他方のニューロンの成長円錐に接触するといったん壊れて縮んでしまい、その後、別の方向に伸びはじめることが観察されました。そこでレイパーは、成長円錐を崩壊（collapse）させ、反発させるシグナルがあるのではないかと推測し、「崩壊因子」として働く因子を探して、それを発見したのです。彼は発見した因子を「コラプシン」と名づけました。その後、コラプシンのタンパク質を規定する遺伝子配列が明らかになると、「セマフォリン」と呼ばれるタンパク質群の類縁であることがわかったため、コラプシンはSema3aという名前で呼ばれるようになりました。崩壊因子は現在では「反発因子」と呼ばれています。

実はこのような誘引因子と反発因子も、大きなリスク要因なのです。煩わしいことに、同じ因子でも、あるニューロンの成長円錐には誘引因子として働き、別のニューロンの成長円錐には反発因子として働くということもあります。軸索の伸長はこのように非常に複雑な交通整理のもとでおこなわれていて、誘引因子や反発因子が誤ったメッセージを発したり、成長円錐の受容体に不具合があって因子からのメッセージをキャッチしそこねたりすれば、ニューロンの配線がうまくいかなくなってしまうのです。

発達障害につながるリスク③シナプス形成

ニューロンがうまく目的地にたどり着いてからも、まだ安心はできません。センサー役をつとめた成長円錐はここで形を変えて、別のニューロンとの間をつなぐシナプス（神経結合）を形成することになります。実はこの作業も、一筋縄ではいかないのです。

図2‐18を使って説明しましょう。

まず、標的に向かって（図では上から下に）伸びた軸索の先端で、成長円錐が適切なシナプス後ニューロンを認識すると、軸索は成長を止め、成長円錐はシナプス前末端へと形を変えます。このことによって、シナプス後ニューロンの樹状突起でも対応する部分（シナプス後領域）が特異化し、シナプス後肥厚部が出現します。

つまり、シナプスという構造ができるための最初の段階は、成長円錐の形が変わることです。このとき、シナプス前ニューロンの成長円錐では糸状仮足《しじようかそく》（図2‐17参照）と呼ばれる突起が退縮します。

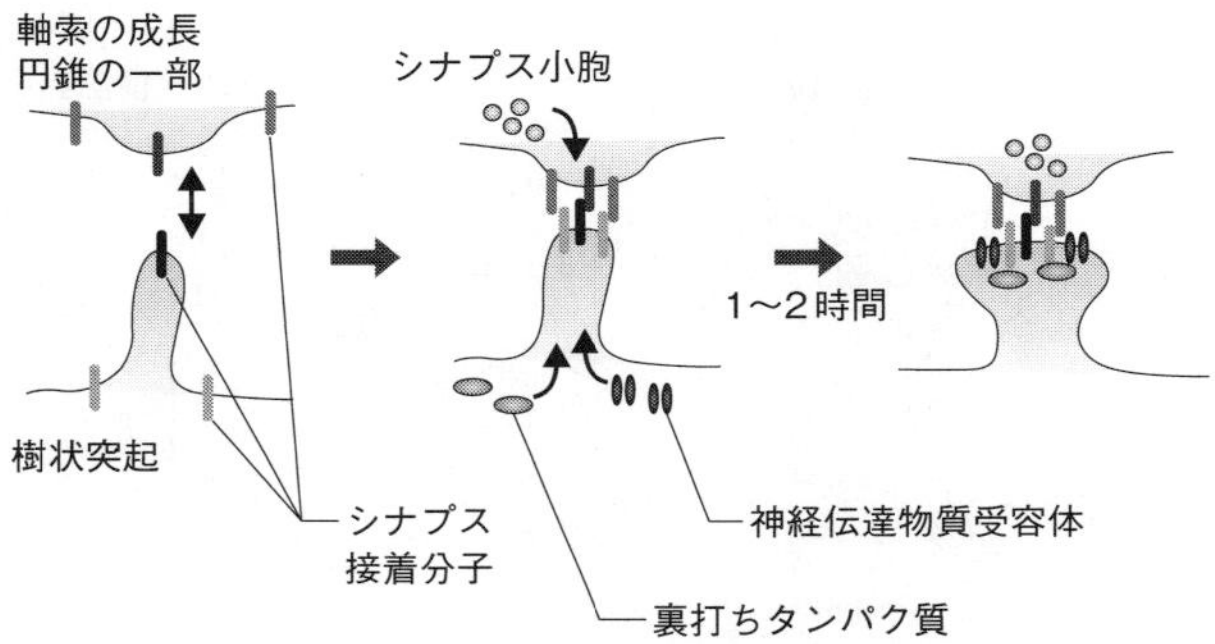

図2－18　シナプス形成のプロセス
上：シナプス前ニューロン　下：シナプス後ニューロン
（福岡医誌に掲載公開されている九州大学大学院医学系研究科の根東覚博士による図を改変）

次に、シナプス前ニューロンの細胞膜がシナプス後ニューロンの細胞膜に近づき、シナプス接着分子というタンパク質が集まって、シナプス前ニューロンと後ニューロンの間の結合が形成されます。さらに、シナプスが成熟するにつれ、神経伝達物質受容体のタンパク質も集合します。

実は、成長円錐はシナプス形成前からすでに、その準備を始めています。神経伝達物質を放出するシナプス小胞という部分を構成するタンパク質や、シナプス小胞の放出に関わるタンパク質も、成長円錐の段階からすでに局在して、シナプス結合が形成される部位に集まってきます。未熟なシナプスが成熟するまでにかかる時間は思いのほか短く、最初の接触から数時間以内と見積もられています。

このような過程を経て、膨大な数のシナプスが短時間で次々につくられているのですが、シナプス形

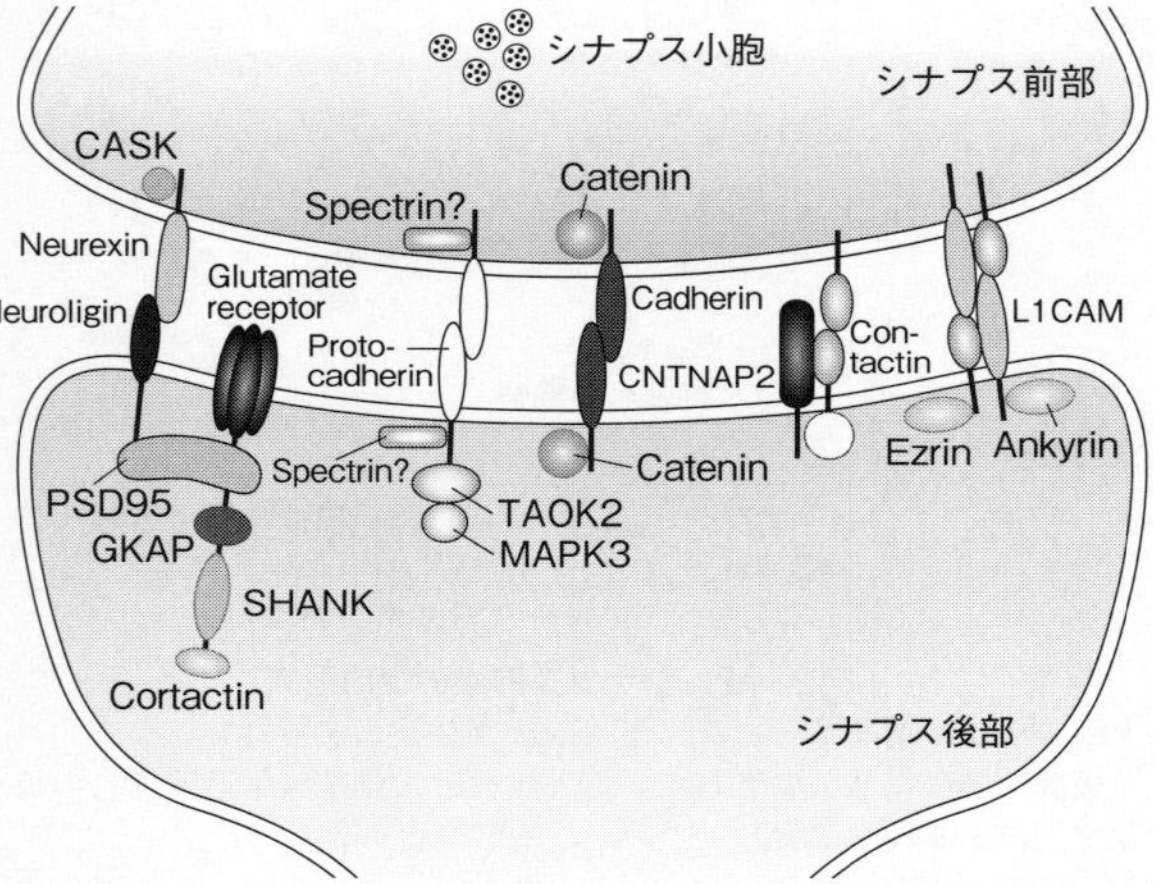

図2－19　シナプス形成に関わる多数の細胞接着分子および細胞内結合タンパク
（Betancur et al., Trends Neurosci, 2009を改変）

成をさらに詳細に追っていくと、そこには多数の役者たちが働いていることがわかります（図2－19）。

シナプスは細胞の結合部なので、シナプス形成には細胞をつなぎとめるための細胞接着関連分子、すなわち主としてタンパク質が多数、関わっています。初期の接触には、神経細胞接着分子ＮＣＡＭやシナプス細胞接着分子synCAMが関与し、さらにカドヘリンや、ネクチンといった分子も働いています。

また、シナプス結合は普通の細胞の結合と異なり非対称、つまりシナプス前部と後部では異なる構造が形成されますので、それぞれには異なる分子が働いています。たとえばシナプス後部にある膜タンパク質であるニューロリギンは、シナプス前ニューロンの細胞膜にあるニューレキシンという受容体に結合します。シグナル伝達にはこのような分子が多数、関わっていて、これらによって、シナプス前ニューロンではシナプス前部タンパク質やシナプス小胞が蓄積され、シナプス形成が促進されるのです。

神経栄養因子というタンパク質もまた、シナプス形成に重要な役割を果たします。たとえば、脳由来の神経栄養因子（ＢＤＮＦ）は、シナプスの数を増加させるように働くとともに、仲間の因子と協力してシナプス前末端からのアセチルコリンという神経伝達物質の放出を促します。シナプス前ニューロンの成長円錐は、このようにたくさんの種類のタンパク質が連携して、シナプス前末端へと変貌を遂げるのです。

このあと、くわしく述べるように、自閉症に関わるとされる遺伝子には、シナプス形成に関わるタンパク質をつくるものが多数あります。これらが正しく機能することが、脳のパフォーマンスにとっていかに必須であるかがわかると思います。

発達障害につながるリスク④実は重要なグリア細胞

ここまで、神経幹細胞とニューロンがつくられるプロセスを見てきました。まずは神経幹細胞が大量に生まれ、それが一段落した頃にニューロンの産生が始まります。神経幹細胞は脳の一部で残りつづけるので、ニューロンの新生は一生にわたって続きますが、脳全体を形成するのに必要な爆発的なニューロン産生は、出生前に一段落します。

でも、脳における細胞の産生は、それで終わりではありません。出生の少し前ぐらいになると、神経幹細胞やニューロンとは別の種類の細胞がつくられはじめます。それが「グリア細胞」です。

一般にはあまり馴染みのない言葉だと思います。「グリア」の語源は「接着剤」や「膠《にかわ》」を意味する「glue」という英語です。かつてはそのように、ただ神経細胞の隙間を埋める役割をしているだけだと思われていたので、そう名づけられました。

グリア細胞は長いあいだ、研究者にあまり重視されませんでした。脳の中ではあくまでもニューロンが「主役」であり、グリア細胞は「脇役」扱いだったのです。ただ、脳の血管が損傷したときなどに、グリア細胞がいわば「かさぶた」をつくるように集まってくるので、脳卒中など脳の病気との関係についての研究は盛んにおこなわれていました。

しかし現在の脳科学では、そうした「昔の常識」はひっくり返りました。研究が進んだ結果、グリア細胞はただ隙間を埋めるだけの存在ではないことがわかったのです（図2-20）。

たとえば「アストロサイト」というグリア細胞があります。シナプスを取り囲むように存在していて、まさに語源どおりニューロンとニューロンをくっつける役割を果たしているグリア細胞

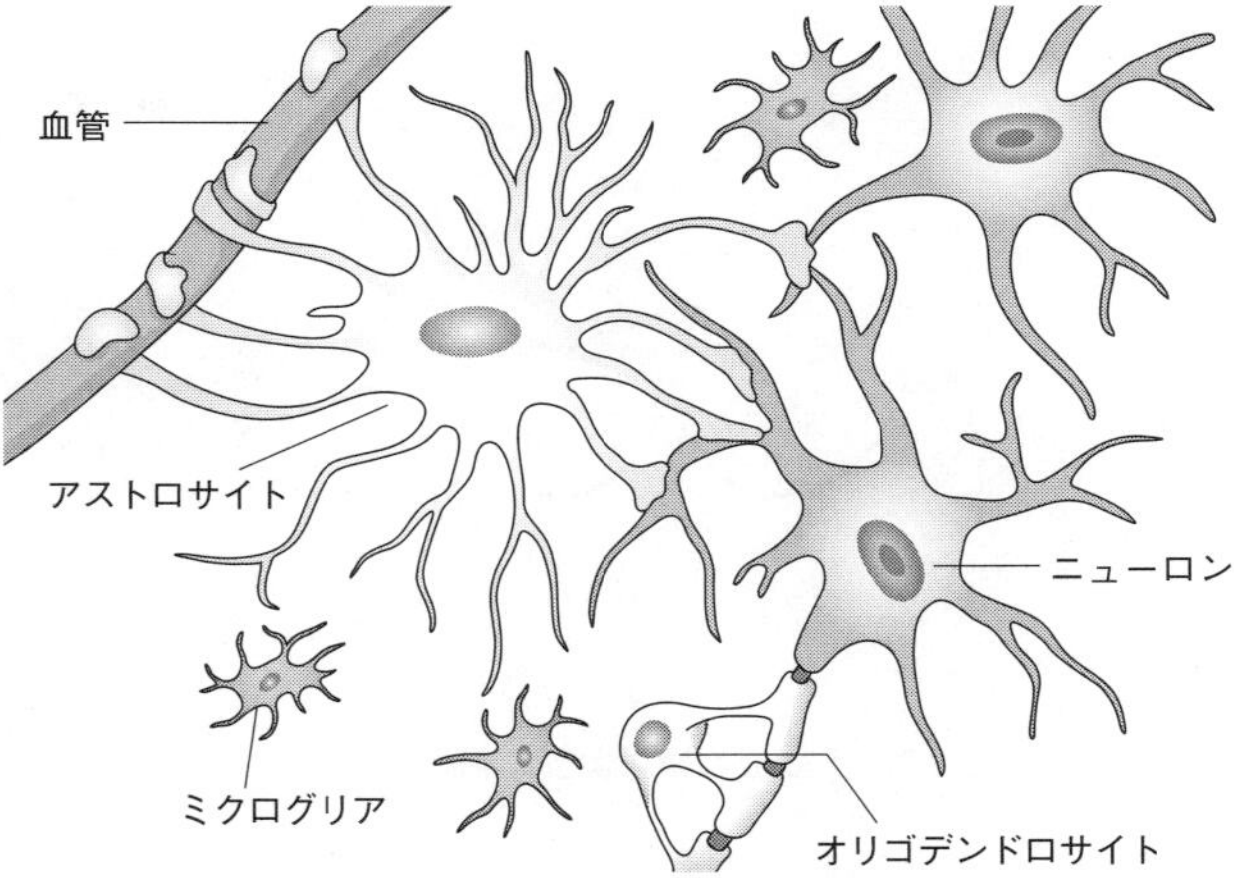

図2－20　ニューロンを助けるグリア細胞たち

です。ところが、実はアストロサイトは血管にも接しており、ニューロンに酸素や栄養を与える役割、いうなれば、放射状グリアと同じようにお母さん的な役割を果たしていることがわかってきたのです。実際、放射状グリアとアストロサイトには似た性質があることもわかっています。

さらに現在では、アストロサイトはニューロンとニューロンの間のシナプスを囲むように突起を伸ばし、シナプス伝達がうまくいくように調整していることがわかっています。神経伝達の際にシナプス間隙に放出された神経伝達物質のうち、余分なものをアストロサイトが吸収しているのです。このようなシナプスのことを、「トリパータイト（三位一体）シナプス」と呼びます。

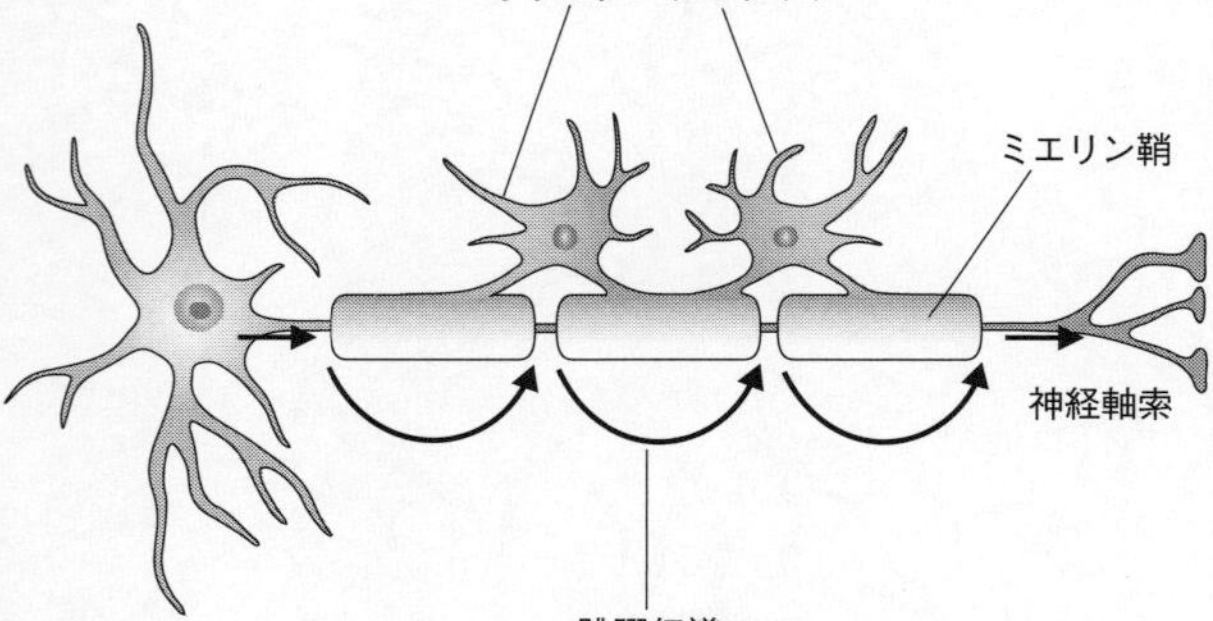

図2－21　ミエリン鞘によって跳躍伝導が起こる

また最近では、東北大学大学院の松井広准教授らにより、アストロサイトからニューロンへの情報伝達もあることが報告されています。

このように、アストロサイトの重要性はニューロンと肩を並べるほどなのです。

グリア細胞にはアストロサイトのほかに「オリゴデンドロサイト」という種類もあります。こちらはニューロンの軸索の周囲にまとわりついて「ミエリン鞘《しょう》」という構造をつくっています（図2－21）。ミエリン鞘はただ軸索を補強するためだけのものではありません。これが絶縁体のような働きをすることによって「跳躍《ちょうやく》伝導」という現象が起こり、神経伝達のスピードが格段に速くなるのです。もしミエリン鞘がなければ、神経伝達のスピードは新幹線から自転車に乗り換えたぐらいに遅くなってしまうでしょう。あるいはミエリン鞘の数が少なかったり、うまく機能しなかったりしても、脳の機能は低下してしまいます。

脳では膨大な数のニューロンがネットワークを形成していますから、1個のニューロンの神経伝達スピードがほんの1％落ちただけで、結果としては全体に大きな影響を与えることになり、能率は大幅に下がります。コンピュータでいえば、CPUのクロック数が落ちた状態と同じです。

2015年の10月、和歌山県立医科大学の研究チームが、約60名の統合失調症患者にMRI検査を実施した結果から、統合失調症の患者の脳ではミエリン鞘の量が低下していることがわかったと発表しました。ミエリン鞘は生後に爆発的につくられますが、実は大人になってからも、ミエリン鞘を構成する物質が恒常的に入れ替わることがわかってきました。つまり、常時メンテナンスがされているわけです。オリゴデンドロサイトやミエリン鞘の不具合が自閉症にも関係しているかもしれないと考える研究者もいます。

発達障害につながるリスク⑤シナプスの刈り込み

シナプス形成が無事に完了して、グリア細胞もつくられれば、やがて出生を迎えます。これでようやく脳も完成かと思いきや、まだ終わりではありません。

つくられたシナプスは、すべてが神経伝達に使われるわけではなく、使われない「余り」が生

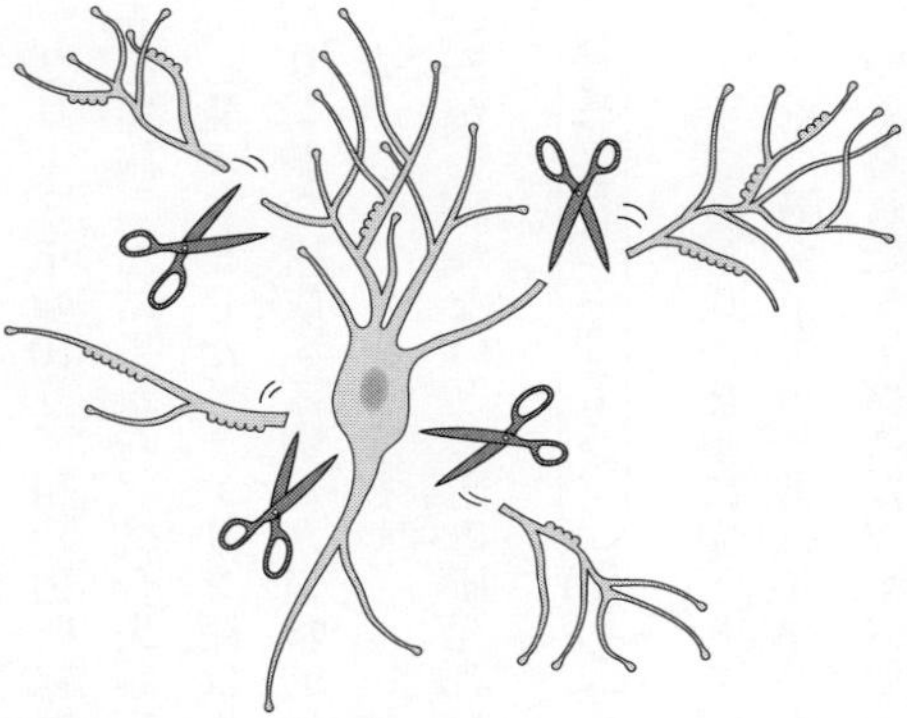

図2－22　ミクログリアによるシナプスの刈り込み

じます。これを放置しておくと、その維持によけいなコストがかかってしまいます。どこにもつながっていない電線に電気を送るようなものですから、エネルギーの無駄なのです。

そのため脳内では、「シナプスの刈り込み」という現象が起こります（図2－22）。これは出生後に起きるイベントです。

刈り込みのターゲットになるのは、ニューロンの樹状突起の部分です。ここは神経伝達の入力部分であり、ほかのニューロンとつながったシナプスがたくさんあります。そのうち、必要な部分だけを残し、余分なものを排除していくのです。

これまでの研究では、刈り込み作業が大々的に起こるのは出生から3歳ぐらいまでのあいだと考えられています。その作業の中心となるのは「ミクログリア」というグリア細胞の一種であることもわかっています。自閉症は3歳ぐらいまでに診断されますから、このミクログリアの働きの不具合が、結果としてシナプス刈り込みの異常となり、自閉症の原因のひとつになっているという可能性はあるでしょう。

みなさんは、余分なシナプスがあってもコストがよけいにかかるだけで、脳の働きにはさほどの悪影響はないのではないか、と思われるかもしれません。しかし、シナプスの過剰にはそれ以上のデメリットがあります。

神経伝達がスムーズにおこなわれるためには、神経回路は強固かつシンプルにできていたほうがいいはずです。余分なシナプスがたくさんあると、どれがメインストリームなのかがわからず、混乱してしまいます。幹線道路だけなら迷うことはないのに、脇道があちこちに張り巡らされているためにうっかり入り込んで、迷路をさまようことになってしまうのです。

すばやい神経伝達ができていないと思われる自閉症の症状には、シナプスの刈り込み不足や、刈り込みムラなどが関与している可能性があります。

もっとも、逆にミクログリアが働きすぎて刈り込みが過剰になっても、必要なシナプスがなくなるのですから障害が起こります。このようにシナプス刈り込みは、非常に適確さが求められる仕事なのです。

発達障害につながるリスク ⑥ニューロンのバランス

脳ができあがるまでにはどれだけの難関が待ち受けているか、もうおわかりいただけたと思いますが、最後にもうひとつ、脳の発生発達プロセスの中で自閉症と関係がありそうな問題を紹介しておきましょう。

「興奮性のニューロン」と「抑制性のニューロン」がどのように生まれるのか、という話です。

これまでは、ニューロン自体の性質にはふれずに話を進めてきましたが、その役割は「興奮」と「抑制」の二つに大別することができます。字面だけを見ると、人の気持ちを興奮させたり落ち着かせたりする働きのように思われそうですが、そうではありません。

興奮性ニューロンは自身が興奮すると、グルタミン酸などの「興奮性神経伝達物質」を放出し、シナプス後ニューロンを興奮させます。これに対して抑制性ニューロンは、自身が興奮すると、GABAなどの「抑制性神経伝達物質」を放出して、シナプス後ニューロンを抑制します。つまり、興奮性のニューロンは神経伝達における「アクセル」、抑制性のニューロンは「ブレーキ」のようなものだと思っていただければいいでしょう。当然ながら、この両者のバランスが整っていなければ、脳の働きにはさまざまな不都合が生じます。

大脳皮質を構成するニューロンの8割は、興奮性ニューロンです。残りの2割の抑制性ニューロンは、数は少ないのですが、多数の興奮性ニューロンの働きを調節するうえでは非常に重要な役割を担っています。興奮性ニューロンの間をとりもつので「介在ニューロン」と呼ばれることもあります。いわば、少数派の2割の抑制性ニューロンが、多数派の8割の興奮性ニューロンを

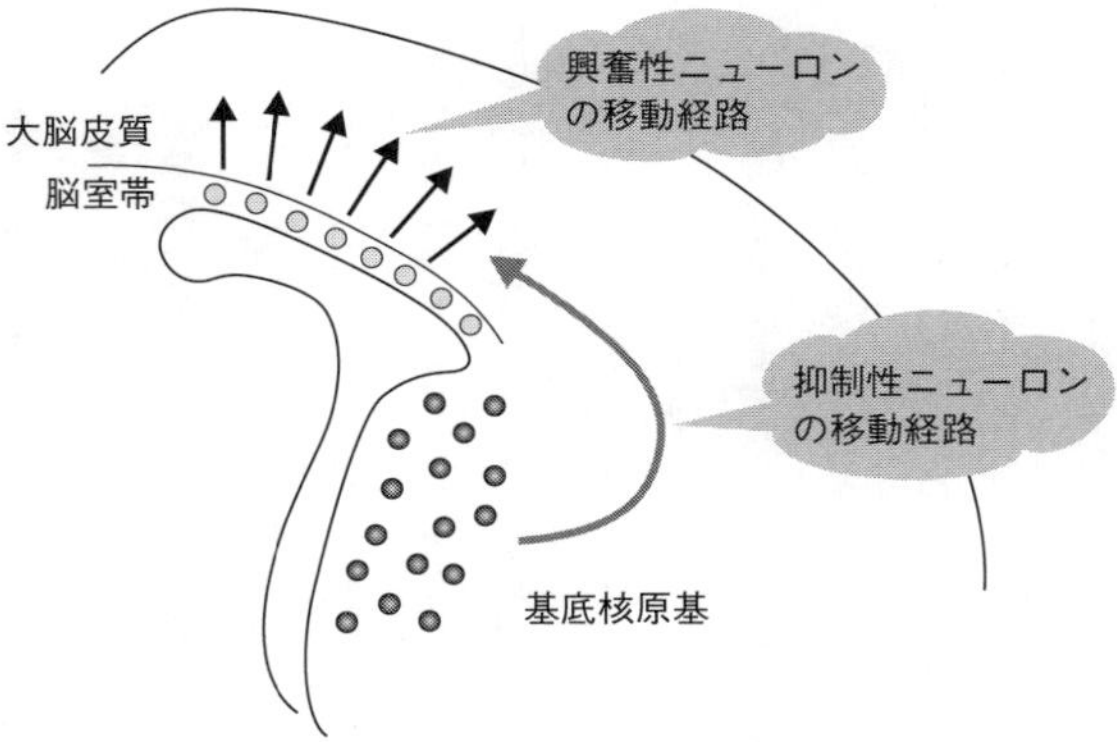

図2－23　興奮性ニューロンと抑制性ニューロンの移動

支配しているわけです。

では、2種類のニューロンはそれぞれどのようにつくられるのでしょうか。

実は、興奮性のニューロンと抑制性のニューロンとは生まれる場所が異なっているのです。興奮性のニューロンができるのは、終脳の背面にあたる大脳皮質です。

それに対して抑制性のニューロンは、終脳の腹側にあたる基底核の原基で生まれます。つまり、同じ終脳ではあるものの、背と腹という正反対の場所で生まれるのです。

しかし、ブレーキはアクセルの近くにいないと意味がありません。だから抑制性のニューロンは生まれたあと、神経管の接線方向に移動していき、長旅の末に大脳皮質までたどりついて興奮性のニューロンと混ざりあうのです（図2－23）。

最終的には同じ領域で混ざるのに、なぜわざわざ、別々の場所でつくるなどという面倒なことをするのでしょうか。実は、2種類のニューロンを同じ場所でつくるほうが、難しいからなのです。

神経幹細胞から分裂した細胞が何に分化するかは、周囲の組織からの誘導によって決まります。「脳の番地」の話のところで、SHHの濃度が、将来的にどのようなニューロンを誘導するのかを決めるという話をしましたが、ここでも同様のしくみがあります。「あなたは興奮性のニューロンになりなさい」と命令されると、その幹細胞は興奮性のニューロンに分化するのです。しかしそのとき、もし隣の細胞から「抑制性のニューロンに分化しなさい」という命令が聞こえてきたら、混乱してしまうでしょう。だから領域を分けて、細胞集団ごとに異なる司令を出して別々につくったほうが、シンプルで効率がよいのです。

詳細は割愛しますが、このような「命令」も、実体としては種々のタンパク質などが担っており、たとえば抑制性ニューロンの誘導にはSHHが関わります。

このように、細胞がほかの場所で分化してから所定の位置に移動するという現象は、神経細胞のほかにもみられます。たとえば生殖細胞のもとになる細胞は、胚発生のごく初期に体をつくる場所とは遠く離れた場所でつくられたあと、体内に侵入して生殖腺（精巣もしくは卵巣）に入ります。生殖細胞は減数分裂して精子や卵子をつくる特殊な細胞なので、別の場所でまとめてつくってから所定の位置に入れたほうが、クォリティの高さを維持できるのです。

ただし、細胞を移動させるには、ニューロンの成長円錐をガイドするのと同じような誘引因子が必要になります。その量や質が十分でなければ、興奮性のニューロンと抑制性のニューロンがバランスよく混ざらず、アクセルとブレーキの働きがアンバランスな脳になってしまう可能性があります。

誰の脳にも不具合はある

脳の発生のプロセスには、自閉症をはじめとする発達障害につながりそうな「罠」がいくつもあることがご理解いただけたのではないでしょうか。しかも実際には、神経発生にはここではとても紹介しきれない数千もの分子、すなわちタンパク質、脂質、糖質といった細胞を構成する物質が関与しています。それらが調和を保ちながら、それぞれの持ち場で働き、助け合うという複雑な過程があるのです。


先日、NHK　Eテレの番組「ピタゴラスイッチ」で作成された「ビーだま・ビーすけの大冒険」という動画（図2－24）が大人気と聞いて、私も観てみました。

ビー玉の「ビーすけ」が、囚われたきょうだいの「ビータ」と「ビーゴロー」を救出するというストーリーなのですが、敵の妨害をかわしながら「ビーすけ」たちが次々と困難を乗り越えて

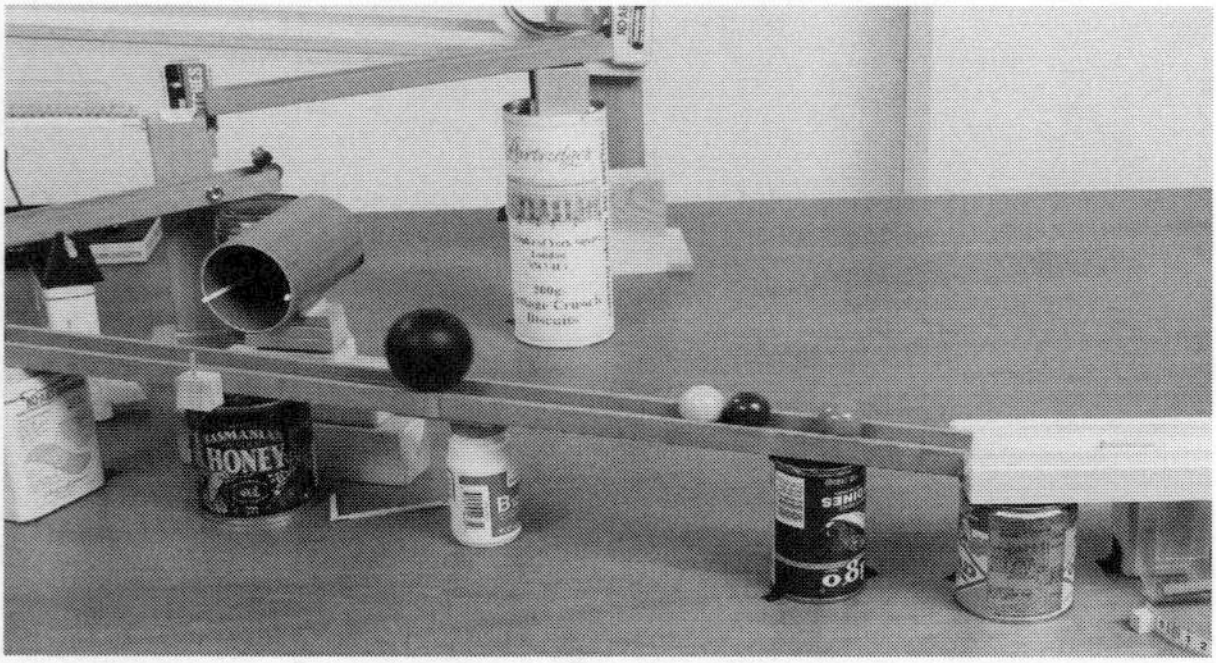

図2－24　ビー玉３兄弟が敵（黒い玉）に追われてドミノ倒しを転がる（NHK『ピタゴラスイッチ』より）

いく姿は感動的でさえありました。「ピタゴラ装置」という巧妙なドミノ倒しの上をビー玉が動いていくだけなのに、ハラハラ・ドキドキの連続なのです。

思えば脳の発生プロセスも、まさにドミノ倒しのようなものです。ほんのわずかでも不具合があるだけで、その先に進めなくなったり、つくりが違ってしまったりするのです。いまでは読者のみなさんも、むしろ脳の発生は「うまくいくほうが不思議」と感じられてきているのではないでしょうか。私自身、脳で起きていることを知れば知るほど、人間の脳が当たり前のようにできあがることが、むしろ奇跡のように思えたものでした。

「脳に完璧はない」と前に述べたこともご理解いただけるでしょう。誰の脳にも、なにがしかの不具合があって不思議ではないと考えるべきなのです。自閉症の病態にスペクトラム（連続性）があるように、健常者と発達障害の人のあいだにも連続性があるのです。

この章で指摘した脳の発生過程に生じうる「罠」は、あくまでも「そうかもしれない」という可能性の話です。自閉症のしくみを理解し、将来の治療につなげるには、神経発生におけるどのような問題が、自閉症のどの症状と結びついているのかを、実証的に確かめる必要があります。

次章では、脳と自閉症の関係について、これまでの研究でわかってきたことを紹介します。

ニューロジェネシスは死ぬまで続く

この章の最後に少し、「おまけ」としてつけ加えておきたい話をします。最近の脳科学の進歩によって、私たちがいままで「常識」として信じてきたことが次々と覆されています。そんな例を二つほど挙げてみましょう。

昔から研究者のあいだで信じられてきた、いわば「神経神話」のひとつに「3歳児仮説」というものがあります。「三つ子の魂百まで」という言い伝えの影響でしょうか、脳の発達は3歳ぐらいまでに完了し、それ以降に脳内で生じる変化は、せいぜいニューロンの配線のつなぎ替えのようなことだけだろうと考えられていたのです。

たとえば皮膚の細胞は、28日周期で新陳代謝をしています。腸の細胞も日々剝がれ落ちて、便の一部となります。これらに対して脳は、硬い頭蓋骨の中にあって外界からの侵襲を受けないこともあって、そのような細胞の入れ替わりは起きないと考えられていました。そもそも脳の細胞が生まれ変わっているとしたら、きのうの私ときょうの私はどうつながっているのか。こうした見方から直感的に、脳を構成する神経細胞はあとからつくられることはないと考えられてきたのです。

しかし最近の研究では、脳全体の発生がひととおり完了しても、脳の一部では神経幹細胞からニューロンやグリア細胞が生まれつづけていることがわかってきました。

生まれたあとも脳でニューロンがつくられることは、実は1960年代はじめに、米国のジョセフ・アルトマンがラットの海馬を用いた実験で見いだしていました。しかし、下等な齧歯《げっし》類ではまぁ、そうかもしれないが、霊長類ではそんなことはないだろうと思われていたのです。

ところがその後、米国のフェルナンド・ノッテボームらが、カナリアが歌を覚える際に脳の中でニューロジェネシスが生じていることを見つけました。さらに現在では、それがヒトの脳でも起きていることが確かめられたのです。スウェーデンのヨナス・フリーセンらの2013年の論文では、海馬において毎日700個のニューロンがつけ加えられ、およそ1・75%が毎年、置き換わっていくと見積もられています。

海馬という部位は、短期記憶に関わる働きをもっています。齧歯類を用いた研究から、海馬歯状回のニューロジェネシスが低下し、そこでつくられるニューロンの質や量が不足すると、迷路学習の成績が悪くなることなどが報告されています。死ぬまで続くとはいえ、ニューロジェネシスが加齢とともに減っていくことと、齢をとると記憶力が落ちていくことには関係があるかもしれません。

齧歯類での実験結果がそのまま人間にあてはまるという保証はありませんが、たとえば道路が複雑に入り組んでいるロンドンのタクシー運転手は海馬が大きいという脳画像研究があります。道を覚えるという空間記憶のトレーニングを日々続けることが、ニューロジェネシスを盛んにしているのではないかと考えられています。

海馬において「新たな短期記憶を定着させる」ことが、「古い記憶を追い出す」ことにつながるという研究もなされています。富山大学の井ノ口馨先生らはマウスを用いて、ニューロジェネシスを低下させると海馬から大脳皮質への短期記憶の移行が阻害され、いつまでも古い記憶が残っていることを発見しました。逆にマウスを運動させてニューロジェネシスを増加させると、海馬から大脳皮質への短期記憶の移行が早まりました。つまり、短期記憶が消えやすくなったのです。

ニューロジェネシスが盛んになると短期記憶が消えやすくなるというのは、ニューロジェネシスが記憶に重要であることと一見、矛盾するように思えます。しかし、実はその反対で、海馬のニューロジェネシスが活発になると、古い記憶がより多く消去されることで、新しい記憶が蓄積されやすくなると考えられているのです。

このような記憶の消去とニューロジェネシスの関係は、ＰＴＳＤ（心的外傷後ストレス障害）発症のメカニズムとして注目されています。ＰＴＳＤとは戦争や災害、犯罪被害などでトラウマ（精神的外傷）を受けた人が、悪い記憶のフラッシュバックに苦しむ障害です。海馬の神経新生が停滞することで、新しい記憶が蓄積されにくくなり、古い記憶が残りすぎることでＰＴＳＤになるのではないかと考えられているのです。

自閉症に関しては、３歳前後までに社会性の異常や常同行動が認められることが診断上の定義になっていますから、それ以降に生じたニューロジェネシスの問題は直接の関係はありませんが、もし脳の発生発達期に、神経幹細胞からニューロンをつくるプログラムの形成になんらかのバグがあれば、その影響はその後のニューロジェネシスにも及ぶでしょう。ニューロジェネシスは不安や多動にも関係することが動物実験で確かめられているので、もし胎児期から大人になるまでにニューロジェネシスに異常があれば、より多様な症状に関係する可能性がありえるのです。

脳は「脂」でできている

「脳を構成する成分のうち、もっとも多いものは？」と聞かれたら、みなさんはどう答えますか。頭を使うと甘いものがほしくなるから「糖分」と思う方も多いかもしれませんが、正解は、実は「脂質」なのです。そう聞くと驚かれるのではないでしょうか。

身体を構成する細胞は、基本的に70％が水分です。その水分を除いた乾燥重量をみると、脳では脂質が約60～65％をも占めていて、タンパク質よりも多いのです。ほかの臓器では脂質はここまで多くありません。脳はとても「脂っぽい」のです。

では、これはなぜだと思われますか？

ニューロンには長い軸索や複雑な樹状突起があります。放射状グリアも細長い突起が伸びている細胞です。グリア細胞のアストロサイトやミクログリアも複雑な突起をもっていますし、オリゴデンドロサイトはその突起で髄鞘を形成します。

このように脳神経系の細胞たちは突起が多いので、細胞膜の表面積がかさみます。細胞膜は基本的にリン脂質二重膜という脂質からできているため、結果的に脳は脂質が多くなるのです。

ここでひとつ、大事なことを述べます。脳の中の大多数のニューロンは、胎児期に生まれて、一生涯にわたって使われます。ところが物質レベルでみれば、ニューロンを構成する成分は刻々と入れ替わっているのです。これを「代謝回転」といいます。脳でもっとも多い成分であるリン脂質も、壊されたり、新たにつくられたり変換したりを繰り返しながら、日常的に入れ替わっているのです。

たとえば、血管を拡張しようという神経活動が生じたとします。すると、ニューロンや近傍のアストロサイトでは、ホスホリパーゼA１という酵素が働いて、細胞膜のリン脂質からアラキドン酸という脂肪酸が切り出されます。アラキドン酸にシクロオキシゲナーゼという酵素が働いてプロスタグランジンが合成されると、血管を拡張する働きをします。このとき、リン脂質から切り出されたアラキドン酸の代わりは、すぐに合成されて、細胞膜はもと通りになります。しかし実際には、アラキドン酸は新しいものに入れ替わっているわけです。

つまり代謝回転とは、細胞を構成している物質が次々と通りすぎていくようなイメージです。それでも私たちの脳の細胞は、きのうと同じように、あるいは10年前と同じように存在しているのです。なんだか不思議な感じがしますよね。

絶縁体として働くミエリン鞘にも、多量の脂質が含まれます。したがって、脂質代謝の不具合は神経伝達に大きな影響を与えます。脂質そのものだけでなく、脂質の取り込み・合成・輸送などに関わるタンパク質の質や量も、健全な脳をつくりあげるために重要なカギを握っているといえます。

第3章

ここまでわかった脳と自閉症の関係

「機能的」な障害と「器質的」な障害

脳の発生発達には無数といってよいほどの「罠」が仕掛けられていて、むしろ何の不具合もない「完璧な脳」というものが存在するほうが奇跡であることを、前章でみなさんにご理解いただけたものと思います。誰の脳にも、どこかにちょっとした不具合があるのです。そして自閉症とは、さまざまな脳の不具合のうち、そう定義づけられた症状として発現するものを指しているといってよいでしょう。

すでにお話ししたように、自閉症が先天性の障害であることは、1940年代にその疾病概念を最初に確立したカナーやアスペルガーも指摘していました。

その後、出生後の環境（育て方）に問題があるとする「冷蔵庫マザー理論」の登場で混乱した時期もありますし、その理論によって生じた誤解や偏見はまだ少なからず残ってはいるようですが、少なくとも現在、自閉症が先天的な原因によるものであることを疑う研究者は、ほとんどいないと思います。

ただし、だからといって、では「自閉症は脳の障害である」と誰もが言いきれるかというと、必ずしもそうではないようです。カナーやアスペルガーも、自閉症が先天的な精神疾患であるとは考えていたものの、問題は脳「だけ」にあると断言するところまでは確信がもてなかったと思われます。
そもそも、「脳の障害」とは何でしょうか。脳に原因があると考えられる障害には、大まかにいって二つの種類があります。「器質的」な障害と、「機能的」な障害です。
器質的な障害とは、肉眼や画像、もしくは顕微鏡による観察を通じて、正常な脳の状態との外形的な違いが具体的にわかるものです。（図3－1）
これに対して機能的な障害とは、脳の働きに異常があると思われる障害のことですが、脳のどこに問題があるのか、その具体的な原因は観察ではわかりません。

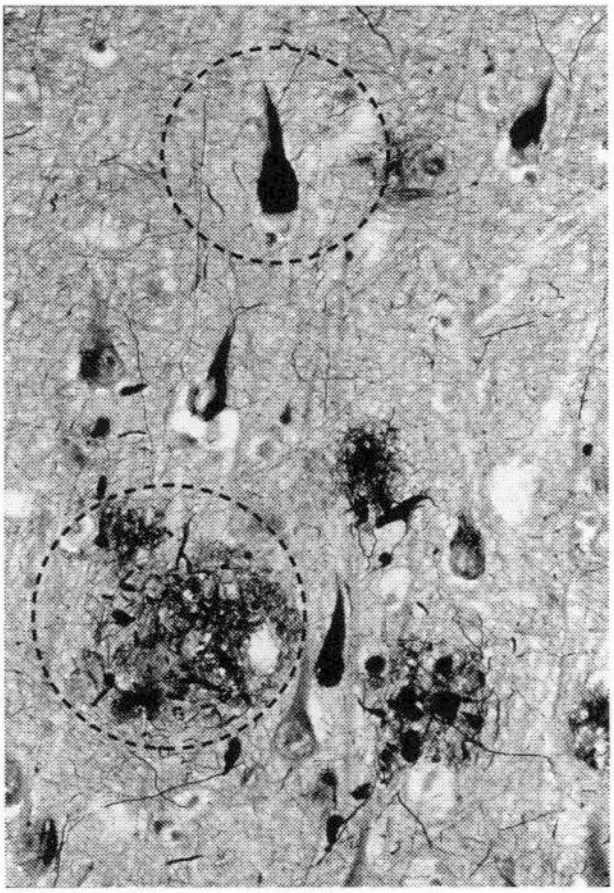

図3－1　アルツハイマー病の脳にみられる器質的変化
光学顕微鏡での観察により、アミロイドというタンパク質が沈着したシミのような老人斑（下の点線内）やニューロンの中に神経原線維（上の点線内）が凝集した様子が認められる（写真提供／東京大学・岩坪威氏）

はっきりした原因がわかっている障害が器質的で、わからないものが機能的ということになりますので、機能的な障害のほうが器質的な障害よりも「謎」が多いという表現もできるでしょう。とすると、この二つの障害は種類が違うというより、研究の進み方による違いといったほうがいいかもしれません。

「器質的」は神経内科、「機能的」は精神科

器質的な障害と機能的な障害では、担当する医師の立場も違います。すでにいろいろな原因がわかっている器質的な障害は、どちらかといえば「神経疾患」を扱う神経内科の守備範囲と考えていいでしょう。これに対して、器質的な原因のわからない機能的な障害は「精神疾患」を扱う精神科の守備範囲となります。

ちなみに心療内科という科もあり、これは心理社会的な原因による身体的な症状を、統合的によくすることをめざしています。ただし実際には、患者自身には器質的か機能的かといった原因がわかるはずはありませんから、最初はどの診療科を受診されても問題ありません。

検査や診断の技術が発展していなかった時代は、神経疾患と精神疾患のあいだに明確な区別はありませんでした。実際、それらは一緒に「神経科」と呼ばれていましたので、いまも「日本神経学会」という学会があります。しかし器質的な原因がわかるようになると、そちらは明らかな神経疾患として、精神疾患とは区別されて神経内科が担当するようになり、一方で精神科は器質的な原因が不明な心の病を扱うことになったのです。

神経内科が扱う病気の代表例は、パーキンソン病やアルツハイマー病でしょう。

手足のふるえや姿勢障害などの運動症状が出るパーキンソン病は、中脳の黒質と大脳基底核にある線条体というところに異常が起こるのが原因です。中脳の黒質のニューロンが減少することによりドーパミンが産生される量が低下し、線条体の機能が悪くなってしまうのです。パーキンソン病の患者さんが亡くなられたあとでその中脳を調べてみると、黒質という名前の元になっているメラニン色素をもつ、黒く見えるニューロン群が脱落しています。

アルツハイマー病の患者さんの場合は、脳の画像を見ると大脳皮質が萎縮していることがわかります。また、死後の脳を見ると大量の「老人斑」と呼ばれる「染み」のような斑点が観察され、この部分ではニューロンの変性や消失など、さまざまな器質的な変化が見られることがわかっています。

自閉症は「器質的な障害」である

ただしパーキンソン病の場合は、身体的な症状が出る前の段階で、認知機能に若干の悪化が見られることが少なくありません。しかしその段階で脳の中を見ることができたとしても、とくに変化は見つけられず、パーキンソン病という診断は下せないでしょう。

アルツハイマー病も、患者が生きているあいだは確定診断を下せません。「アルツハイマー的な病態」ということはできても、死後に遺族の許可を得て脳を開けてみなければ、本当にアルツハイマー病だったかどうかはわからないのです。

どちらの病気も、生きている患者の脳ではなく、死後の脳を解析することで研究が進んできました。脳を開けてみたら、大脳皮質に茶色っぽい老廃物のようなものが溜まっていた、といったことがわかることで、アルツハイマー病の理解が進んでいくわけです。

それに対して、統合失調症やうつ病などの精神疾患は、死後に脳を開けてみてもアルツハイマー病のような神経病理学的な（目に見える）異常を見つけることはできませんでした。顕微鏡で観察しても、神経細胞の脱落のような明らかな細胞変性をとらえることができなかったのです。そのために、これまでは脳の器質的な障害と判断することができず、機能的な障害のほうに分類されてきたというわけです。

しかし、脳の機能に障害があるのだとすれば、そこにはなんらかの器質的な原因があると考えるほうが自然です。パーキンソン病やアルツハイマー病のように、死後の観察によって生前には見つけられなかった器質的異常が見つかり、機能的な障害という見方が器質的な障害という見方に変わることがあるのですから。

したがって現在では、「器質的か機能的か」は本質的な違いではなく、その時代における解析技術の問題であるという見方が主流になっています。脳を解析する技術が進歩すれば、これまで機能的な障害としかいえなかった病気であっても、器質的な障害として理解できるようになります。

そして、まさに自閉症は、そういう障害になりつつあります。かつてはブラックボックスだった脳の内部が、画像診断技術がどんどん進歩したことで見えてきたからです。自閉症とは、脳の器質的な障害なのです。

画像診断技術の発達

実際に、画像診断技術はどのように進化してきているかを紹介しましょう（表3－1）。

1970年代に「MRI（核磁気共鳴画像法）」が開発され、その技法を発見したポール・ラウターバーとピーター・マンスフィールドには2003年にノーベル生理学・医学賞が与えられました。日本語の名称には「核」という字が入っていますが、放射線被曝するわけではありません。強力な磁場と特定周波数のラジオ波をもとに、体内の水素原子の原子核スピンのふるまいを利用して、体を傷つけたりせず（非侵襲的）にスキャンして、さまざまな内部構造をとらえることができる画期的な方法です。

さらにこの技術をもとにして、脳の血流動態反応を視覚化する「機能的MRI（fMRI）」が開発されました。機能的MRIの理論を打ち立てたのは、東北福祉大学特任教授の小川誠二博士（図3－2）です。小川先生は神経活動によって起こると考えられる脳血流の変化に着目し、

	fMRI	NIRS	PET	X線CT	MEG	脳波（EEG）
測定方法	水素原子からの電磁波を検出し、血流応答を測定	近赤外線を照射・検出し、血流応答を測定	陽電子を検出し、血流量・血液量・代謝量を測定	X線を照射し、透過した投影データを測定	大脳皮質のシナプスの電流から生じる磁場を測定	大脳皮質から検出できる電位を測定
空間分解能	◎（mm）	△（mm〜cm）	○（数mm以上）	◎（mm）	△（mm〜cm）	×（数cm以上）
時間分解能	△（秒）	○（数十ミリ秒）	×（分）	×〜○（種類による）	◎（ミリ秒）	◎（ミリ秒）
被験者の動き	×	○（日常的な動き程度）	×	×	×	○（日常的な動き程度）
その他長所	骨による影響が出にくい	装置が小型で簡便。安価	脳の深部まで測定できる	出血部分を敏感に検出	てんかん診断等に有効	装置が小型で簡便。安価
その他短所	騒音がある	脳深部の計測は困難	放射線の被曝がある	放射線の被曝がある	脳深部の計測はできない	脳深部の計測はできない
備考	MRIを用いて脳の活動部分を検出	画像化したものが**光トポグラフィー**			画像化したものが**脳磁図トポグラフィー**	画像化したものが**脳波トポグラフィー**

表3－1　各種の脳イメージング技術の比較

その信号変化を観測するための基礎的な原理を見いだして機能的ＭＲＩの開発に大きな貢献をされたことで、２００３年に日本国際賞を授与されています。私も仙台に住んでいますので、地元紙に「今年のノーベル賞の予想は？」と取材を受けたときは、同じ東北の研究者である小川先生の名前をいつも挙げています。そのくらい、重要な研究成果なのです。

また、陽電子を利用した「ＰＥＴ（ポジトロン断層法）」というコンピュータ断層撮影技術も、１９７０年代半ばに開発されています。これによって、酸素やグルコースの消費量など、中枢神経の代謝レベルを観察できるようになりました。その原理は、放射性トレーサーを用いて、静脈注射で血管内に入れたトレーサーを追跡し、脳内のどこに放射活性があるかを検出するというものです。脳の中でニューロンが活動すると、エネルギー供給が必要となり、酸素とブドウ糖がエネルギーを運びます。たとえば、水分子に含まれる酸素を放射性同位元素の^{15}Oに置換して、この水を静脈注射して追跡することにより、神経活動が盛んな脳部位をとらえることができるのです。脳研究とは関係ありませんが、PET検査は近年、腫瘍組織での糖代謝レベルを検出することで、がんの診断にも利用されています。

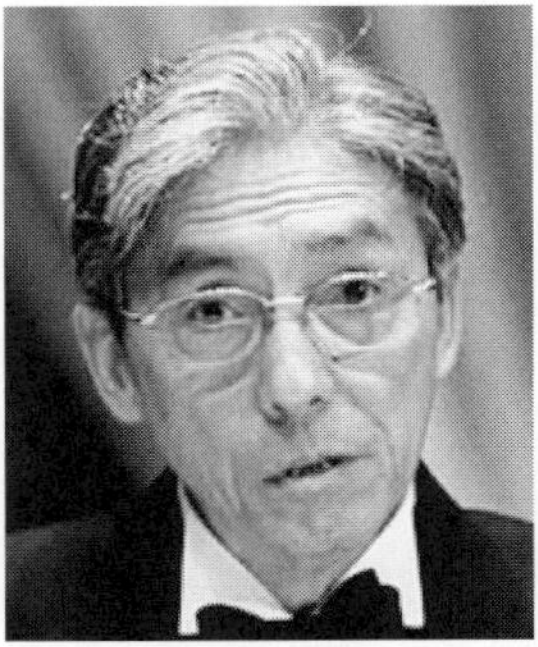

図3－2　機能的MRIの父、小川誠二博士

より新しいところでは、近赤外線を使って大脳皮質の機能を調べる「光トポグラフィー」という技術があります。これも日本の日立製作所によって開発されたもので、ヘッドギアのような測定装置を被験者の頭にかぶせて、脳の表面部分の機能をマッピングする（位置づける）という画像診断法です。

脳のどこが自閉症に関係するのか

このようなハイテク機器が次々と開発されてきたことで、脳と自閉症の研究は大きく前進しました。その結果、自閉症スペクトラム障害に関係すると思われる部位も、かなりわかるようになってきました。

自閉症の三大特徴は、社会性の異常、コミュニケーションの異常（DSM-5のようにこの2つをまとめる場合もあります）、そして常同行動です。脳に損傷を負った患者さんの記録や、健常者の脳機能イメージングデータと動物実験の結果などを統合すると、このような三大特徴に関係する脳の部位はそれぞれ、図3-3のようになっていると考えられます。

三大特徴のうち「社会性の異常」と関係があるのは、前頭葉、扁桃体、帯状回などです。このうち前頭葉は、現在の行動によって未来に生じる結果を推測したり、よりよい行動を選択したりする能力に関係すると考えられています。「許容されない社会的応答を抑圧する能力」（つまり、よくない行動を我慢する能力）にも関与するといわれていますから、前頭葉に不具合があれば、社会性の障害が発生するのはよくわかる話でしょう。

扁桃体は、情動の表出や意欲、記憶、自律神経活動などに関与している大脳辺縁系の一部で、情動に関係する記憶を形成するうえで重要な役割をもっていると考えられています。

帯状回も大脳辺縁系にあり、さまざまな部位を結びつける役割をはたしています。感情の形成などに関わっているので、扁桃体とともに、人間の社会性にとって重要な存在でしょう。

三大特徴のうち「コミュニケーションの障害」と関係すると考えられているのは、小脳と補足運動野です。いずれも運動を制御する部位です。自閉症のコミュニケーション障害には「発話」

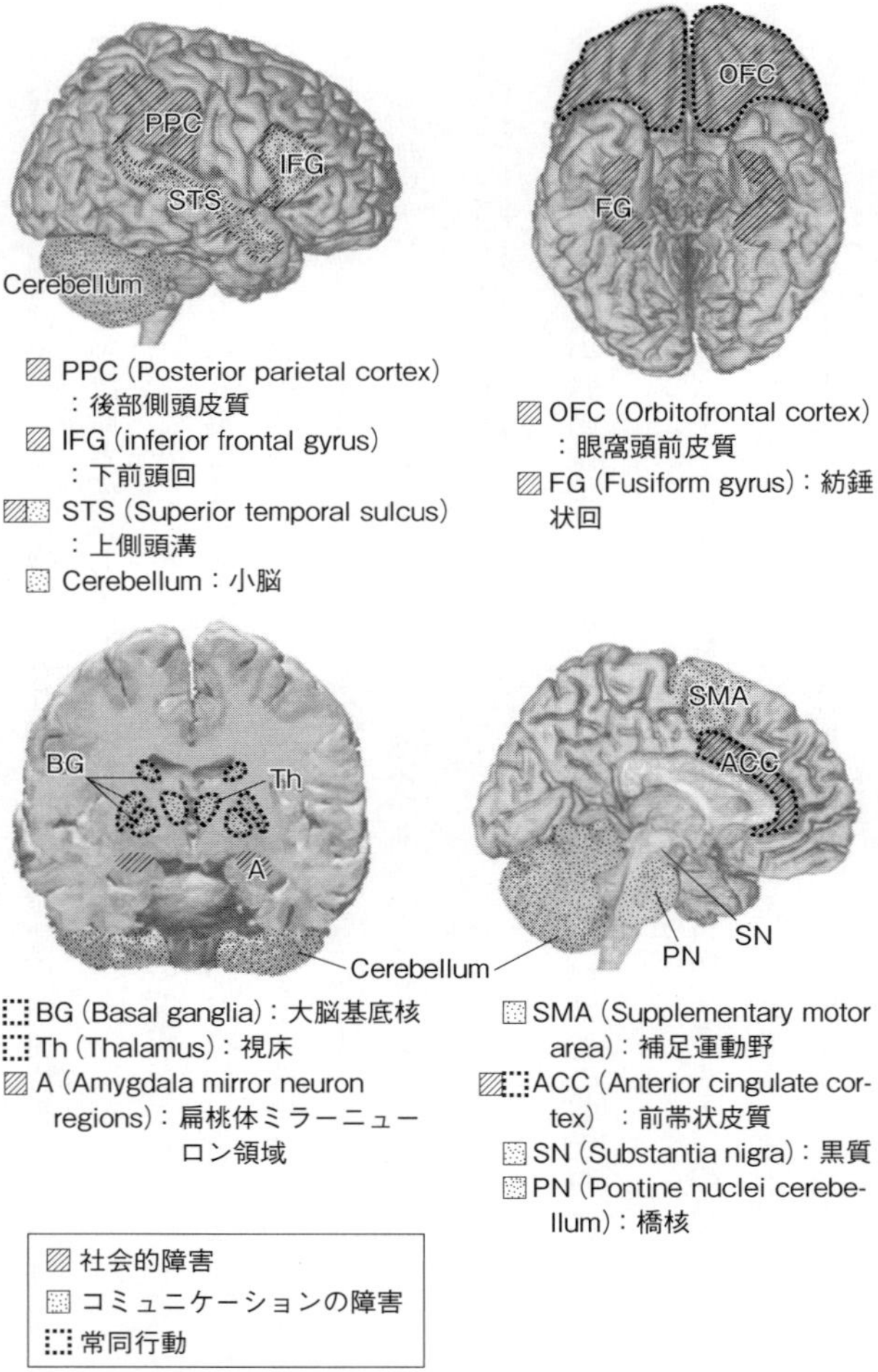

図3－3　自閉症の三大特徴に関係する脳の部位
（Amaral et al., Trends Neurosci, 2008を改変）

を苦手とする症状も含まれますから、運動系とは決して無縁ではありません。また、図3－3には三大特徴と脳の関係を示しているので示されていませんが、自閉症特有の「運動調節の軽微な異常」も、小脳や補足運動野と関係している可能性があります。

三大特徴のもうひとつ、「常同行動」は、視床という部位との関係がとくに深いとみられています。間脳の一部を占める視床はおもに、外から入ってきた視覚、聴覚、触覚などの感覚を大脳新皮質に送り込むための中継基地という役割をはたしています。その機能に何か問題があれば、同じ行動をとり続けてしまうようになっても不思議はありません。また、感覚過敏や感覚鈍麻など、自閉症の人にみられる「感覚の異常」とも関係があるかもしれません。

自閉症の脳はどこが違っているのか

その後、自閉症の人の脳画像についての研究はさらに進み、健常者の脳との比較がおこなわれるようになりました。

まず、性別や年齢をなるべくそろえた健常者グループと自閉症グループの被検者を集めて、個々の脳をスキャンします。そのあとデータをすべて合わせて平均化し、それぞれのグループについて「テンプレート」と呼ばれる標準脳を作成します（すでに標準化されたテンプレートを用いることもあります）。

そして、健常者グループと自閉症グループ、それぞれの標準脳を比較して、どのような部位が異なっているかを解析するのです。グループ間の比較には、二次元画像でいう「ピクセル」に相当する、「ボクセル」という三次元画像で用いる単位をもとにします。ＭＲＩの解像度にもよりますが、ボクセルは一辺がおよそ2〜3ミリメートルの立方体だと思ってください。

このようなＭＲＩを使った自閉症脳の研究が、これまでに多数なされてきました。その内容は論文ごとに若干の違いがあります。ある論文では「小脳が小さい」という結論になっているのに、別の論文ではむしろ「小脳が大きい」となっている、ということもあります。その理由としては、「ボクセル」を用いた比較では、脳全体の大きさの絶対値を比較できないことがあげられます。小脳が大きいのは、脳全体が大きいからかもしれないのです。

そこで次に、「メタ解析」といって、すでに発表されているいくつかの論文のデータをもとにした解析がなされました。たとえば米国のカリフォルニア州立大学デービス校のデヴィッド・アマラール教授が２００８年に発表した総説では、その時点までに発表された論文のデータをもとに、まず自閉症児の脳の大きさについて比較しました。

その結果、自閉症の子どもは小さいとき（たとえば5歳未満）は、定型発達した子ども（いわゆる健常者）よりも、やや大きい脳をもつことが明らかになりました（図３－４ａ）。ただし、この傾向は成人に近づくとあまり差がなくなりました。

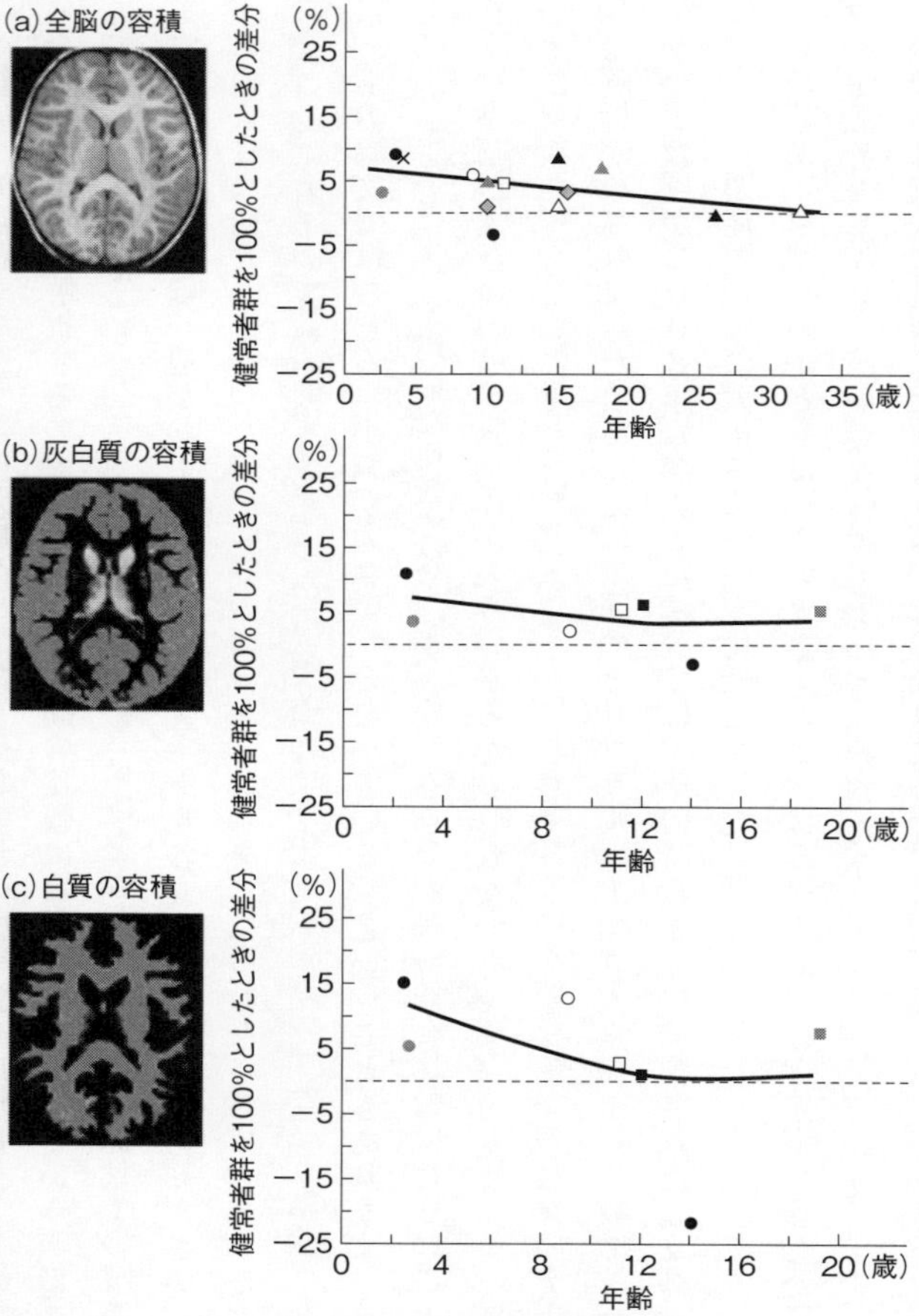

図3－4　自閉症児の脳と定型発達児の違い

(a) 自閉症児の脳は定型発達児の脳より大きい
(b) 自閉症児の脳は定型発達児の脳より灰白質が大きい
(c) 自閉症児の脳の白質は10歳頃には定型発達児と同じ大きさになる
(Amaral et al., Trends Neurosci, 2008を改変)

次に、MRIデータから、細胞体や樹状突起で構成される「灰白質」部分を抽出して、比較しました。すると、自閉症児は定型発達児よりも、灰白質の容積が大きいという傾向がありました(図3－4b)。一方、ミエリン化された軸索部分で構成される「白質」の部分が、自閉症児は定型発達児よりも容積が大きいのですが、その差は10歳を越える頃までにはほとんどなくなりました(図3－4c)。したがって、自閉症児の脳が定型発達児よりも大きいのは、灰白質よりも白質に違いがあるからといえるでしょう。

では、このような容積の差は、具体的には脳のどの部位に認められるのでしょうか?

これについてはメタ解析が可能なほど多数の症例が得られていないために、容積差があるのは前頭葉だ、いや頭頂葉だ、側頭葉だ、などとさまざまな主張がなされていますが、前頭葉がもっとも差があるという報告が多くなされています(専門家はこのような場合に「再現性がある」という言い方をします)。

運動の制御に関わる小脳に関しても、自閉症の人は健常者よりも小脳が大きいという報告もある一方で、小脳虫部と呼ばれる領域のみが健常者よりも小さいという主張もあります。ただし、小脳虫部が小さいことは自閉症のみならず、ほかの発達障害でも報告されています。

情動や社会性に関係する扁桃体に関しても、自閉症の人のほうが13～16%程度大きいという報告が複数あり、なかには40%も大きいとするものもあります。このような大きな扁桃体をもつことが過剰な情動反応を引き起こし、結果として不安の亢進や社会性・コミュニケーションの異常に関係するのではないかと推測されています。しかし一方では、むしろ自閉症の人の扁桃体のほうが小さかったとする報告もあります。

これらの解析結果は、どこまでが自閉症の病態に関係するのか、それとも、各々の脳の個性なのか、という疑問につながります。第1章でもお話ししたように、自閉症といってもそれぞれの病態はみな、少しずつ違うのです。今後は、自閉症をもっとうまくタイプ別に分けることを考えていく必要があると思われます。

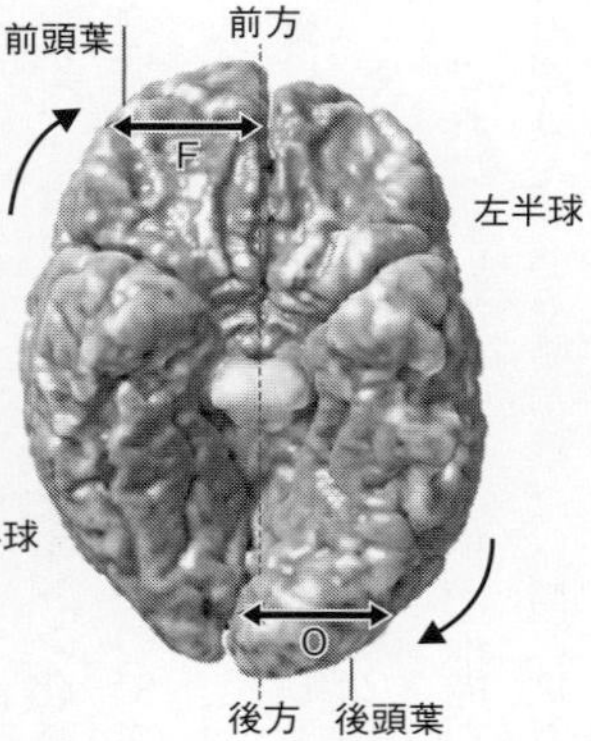

図3-5　人間の脳は左右対称ではない
前頭葉は右側がやや大きく、後頭葉は左側がやや大きい
（Toga, A.W. and Thompson, P.M. Nat Rev Neurosci, 2003を改変）

「自閉症の脳は男性化している」という仮説

このような脳の画像解析においては、脳の大きさとは別の興味深い知見も得られました。少し話は横道にそれますが、紹介しておきましょう。それは脳の「左

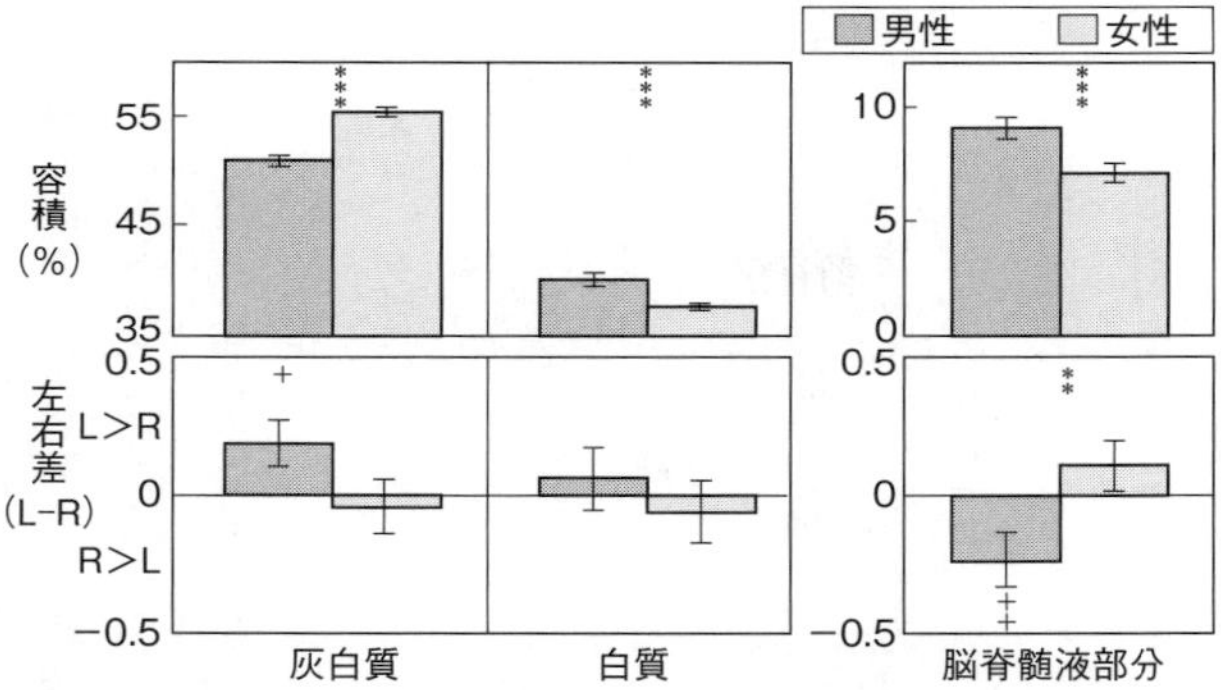

性差：**$P<0.01$　***$P<0.0001$　左右差：＋$P<0.05$　＋＋$P<0.01$

図3－6　脳の形態における男女差

灰白質、白質、脳脊髄液部分の容積だけでなく、左右差（非対称の度合い）にも若干の男女差がある。脳脊髄液部分では男性の左右差が有意に大きい（Gur et al., J Neurosci, 1999を改変）

右の差」です。

実はもともと、人間の脳は完全な左右対称ではありません。前頭葉は右側がやや大きいのに対し、後頭葉は左側のほうがやや大きくなっています（図3－5）。ちょっとねじれた感じになっているということですね。

また、脳には男女差もあります。一般的には男性のほうが左右の非対称性が大きいといえるのですが（図3－6）、さらに自閉症の人は、脳の左右差が健常者よりも大きいことがわかってきました。

このことから、イギリスのサイモン・バロン＝コーエンなどは「自閉症は究極の〈男性化脳〉と考えられるのではないか」という言い方もしています。もちろん、あくまでも仮説にすぎませんが、それなりに説得力のある見方とはいえるでしょう。

一概にはいえなくとも、一般的には女性のほうが男性より他人とのコミュニケーションが得意な傾向があるのではないでしょうか。バロン＝コーエンはこれを「エンパシー（共感力）」＝Eが高いととらえます。それに対して、男性は「物」に集中する傾向があるとして、バロン＝コーエンはこれをエンパシーよりも「システム」＝Sを好むためと考えます。

つまり、女性には「E＞S」というタイプが多く、男性には「E＜S」のタイプが多いのだが、自閉症の人は「E≪S」（Sがかなり優位）とみなすことができるのではないか、というのがバロン＝コーエンの仮説です。

たしかに切手やマッチ箱のような「物」を蒐集するのが好きな人は圧倒的に男性のほうが多いように思われ、そういう性質は自閉症のイメージと矛盾しません。そして、自閉症の症状である「社会性の欠如」はエンパシーが少ないこととみなせます。仮説の段階でそこに注目しすぎるのはよくありませんが、こうした見方が自閉症研究のヒントになる可能性はあるでしょう。

今後、さらに脳画像データが蓄積されることにより、これまでは行動レベルの観察でしかできなかった自閉症の診断を、より生物学的・客観的な指標にもとづいておこなうことが可能になるのではと期待されます。

自閉症の脳の活動はどうなっているのか

話を戻しましょう。たしかにＭＲＩは有効な画像診断技術のひとつですが、撮影できる画像はスチール写真のようなものなので、部位のサイズや形状は観察できても、活動の様子まではわかりません。それに対して、神経活動の「動き」を見ることができるのが、機能的ＭＲＩやＰＥＴです。

神経活動の基本は、ニューロンが外部から刺激を受けて反応し、それを伝達することです。これが「発火」です。脳の中にある個々のニューロンの活動を非侵襲的に測定することは不可能ですが、神経活動にともなって酸素や糖の代謝が生じ、局所的に血流が増大することから、血流量の変化をその部位の発火とみなすことができます。機能的ＭＲＩでは、このような血流量の変化を秒単位という時間分解能で測定することが可能なのです。またＰＥＴも、時間分解能は分単位で機能的ＭＲＩより劣りますが、脳活動の部位を同定することができます。

しかし、つねに活動している脳のさまざまな部位を比較するのは、そもそも容易なことではありません。そこで、注目したい機能に関わっていると考えられる、なんらかの「タスク（課題）」を与えて、それをおこなっている状態とおこなっていない状態との「差分」を取ることにより、そのタスクに関わっている部位はどこかを明らかにするという方法が採られています。

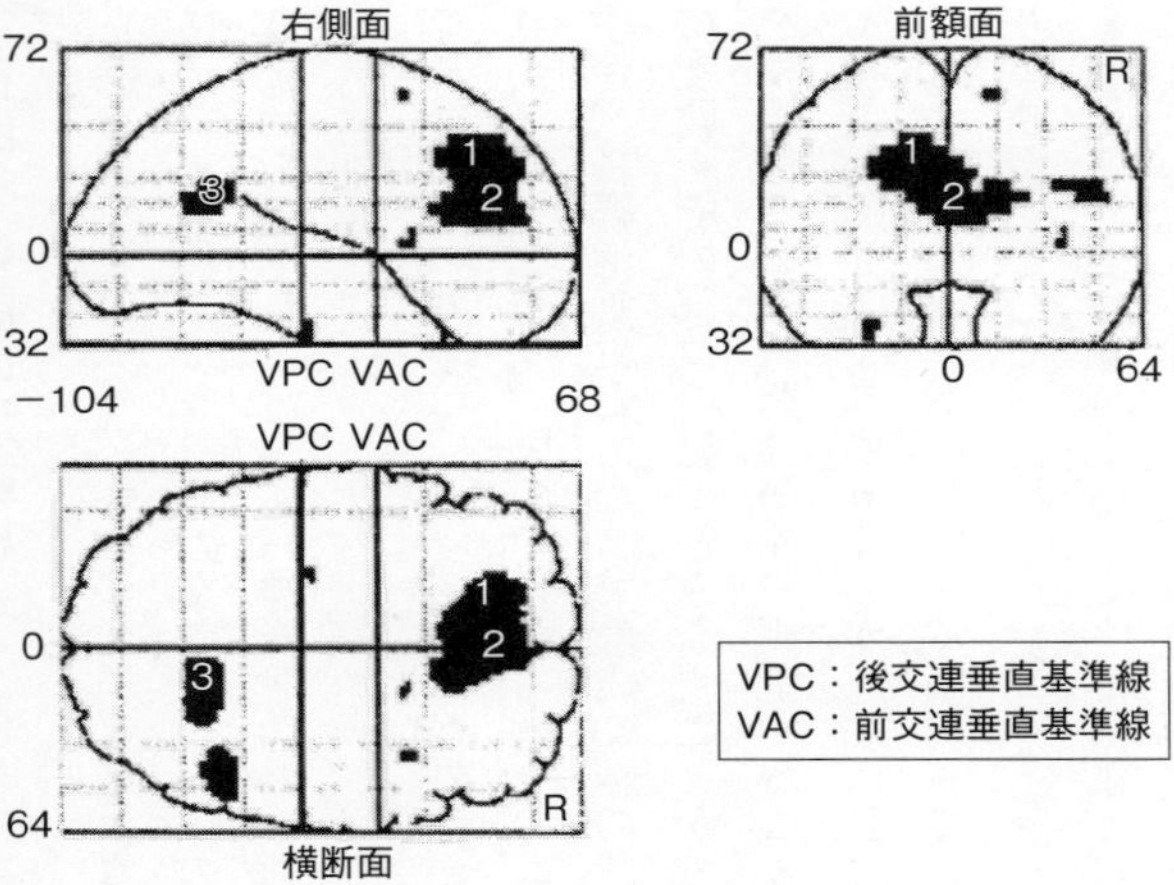

図3－7 「心の読みとり」に関する物語を読んだときに活性化した脳部位の比較

左側正中前頭野（1）で最も差があり、前方（2）および後方（3）の前帯状皮質ではやや差があった（Happe et al., Neuroreport, 1996を改変）

では、そのような実験の結果、自閉症の人の脳活動は、健常者とどのように異なっていることがわかったのでしょうか？

たとえば1996年には、イギリスのウタ・フリスらの研究グループによるPETを用いた実験がありました。健常者のグループと、アスペルガー症候群の患者のグループを被験者として、①「心の読みとり」に関わると思われる物語を読む、②「心の読みとり」が関係しないと思われる物語を読む、そして③脈絡のない文章を読む、という三つのタスクを与え、それぞれの場合の脳活動を測定したのです。

大脳の部位	左右	差異	*P*値
上側頭回（ウェルニッケ野）	左	A>C	0.004
上側頭回	右	A>C	0.002
下側頭回	左	A<C	0.001
島	右	A<C	0.001
扁桃体	左	A<C	0.001

表3－2　表情と言葉を結びつける課題における脳活動の比較
Cは健常者群、Aは自閉症群、A＞Cならば自閉症群のほうが活性化したエリアが広かったことを意味する（Baron-Cohen et al., Eur J Neurosci, 1999を改変）

すると、健常者では「心の読みとり」に関わると思われる物語を読んでいるときに、左内側前頭前野に活動が見られました。ところが、アスペルガー症候群の患者では、そのような活動はみられませんでした（図３－７）。しかし「心の読みとり」が関係しないと思われる物語を読む際の脳活動は、健常者と同様に認められました。

一方、前出のバロン＝コーエンらも１９９９年に、機能的ＭＲＩを用いて研究をおこなっています。高機能自閉症もしくはアスペルガー症候群の患者と健常者のグループを用意して、人間の顔写真を見せ、さまざまな感情を表す言葉の群から、その表情に合った言葉を結びつけてもらうというタスクを与えました。そのときの脳活動と、被験者が顔写真から性別を判断するときの脳活動との差分をとって、二つのグループにどのような違いがあるかを比

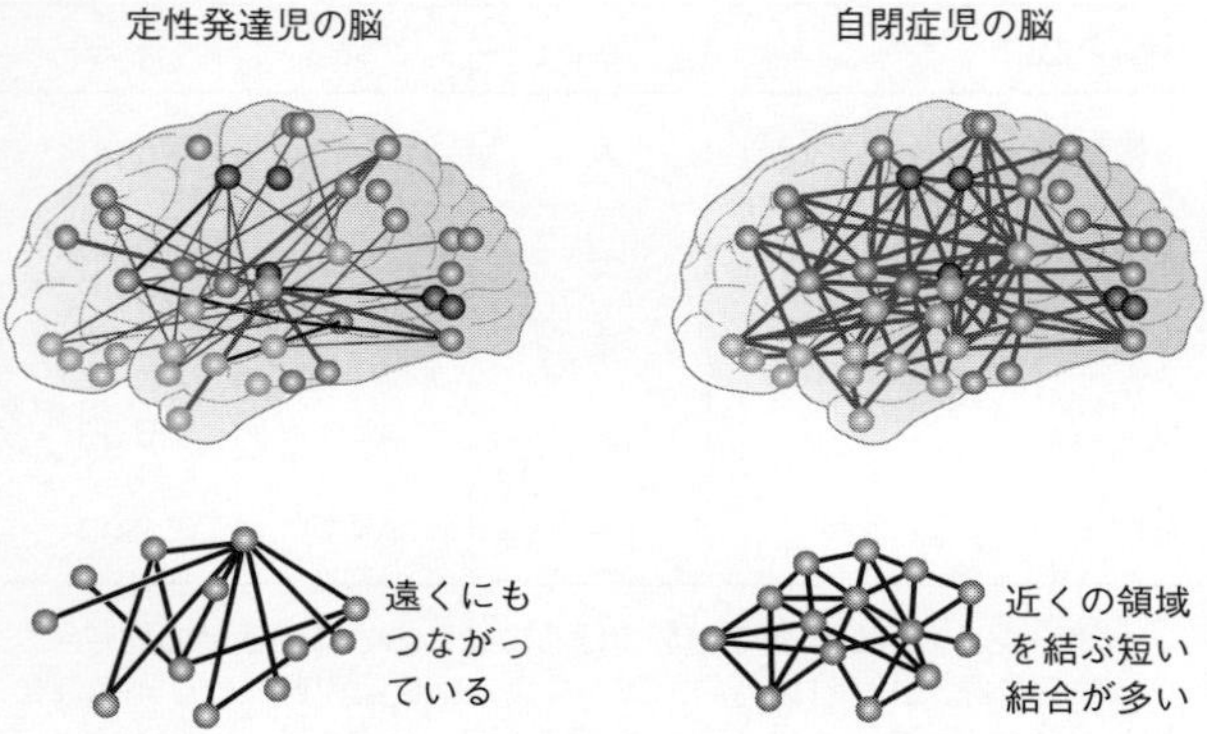

図3－8　自閉症（右）と健常者（左）の神経結合の違い
(Keown et al., Cell Reports, 2013を改変)

較したのです（表3－2）。
その結果、脳の上部側頭葉回や扁桃体が、「社会脳」（social intelligence）と呼ばれる脳の機能と関係していることがわかりました。そして、高機能自閉症もしくはアスペルガー症候群の人たちは、扁桃体の活動が悪いことがわかったのです。扁桃体は動物実験でも、情動との関係が強く示されている領域です。

神経結合の違いが見えてきた

より最近では、健常な子どもと自閉症の子どもの休息時および何かのタスクをおこなっているときの脳の発火の様子を機能的MRIでスキャンすることにより、「神経結合」の様子を推測するというチャレンジがなされています。離れた領域にあるニューロンの集団が、ある刺激に対して同時に発火したら（同期発火）、その領域はつながっている、つまり神経結合している、と見なすのです。

このような研究の結果、興味深いことがわかりました。健常児の脳と比較すると、自閉症児の脳では、短い距離の神経結合が強く、遠い距離の神経結合が弱い傾向があるのです（図3－8）。そして、この傾向の程度は、自閉症の症状の程度と相関しているようだというのです。

なにしろ最前線の研究ですから、まだ確定的なことはいえない段階ですが、同じような内容の論文は複数の研究グループから出されました。

神経結合にそのような特徴があるとして、それが自閉症のどのような症状につながるのかは、まだわかりません。

しかし、健常児と自閉症児のあいだにそのような神経結合の差異があると確認されただけでも、自閉症を器質的な疾患として理解し、治療法を確立するためにはきわめて重要な発見といえるでしょう。

死後脳から見えた脳構築の異常

ただし、こうした脳画像研究で調べられるのは、おもに脳の各部位の「大きさ」や、脳領域間の結合の様子というレベルです。さらに精密な細胞レベルまで調べられているわけではありませ

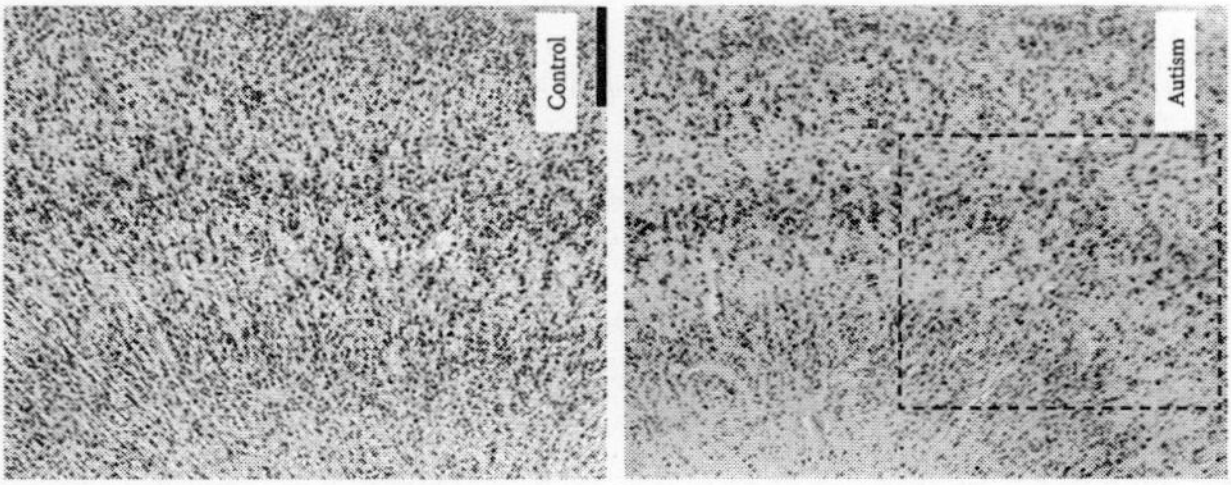

図3-9　死後の自閉症の人の脳に見られた構築の乱れ
健常者の脳（左）と比べて自閉症の人の脳（右）は層に乱れがある
(Blatt, Scientifica, 2012より)

ん。MRIで見分けられるのは前述のようにミリメートルのオーダーなので、マイクロメートルのオーダーとなる細胞の違いまで見分けることはできないのです。

そこで、患者の遺族から提供された死後の脳を調べることも、脳画像研究と並行して必要になってきます。生きた脳ではなくとも、自閉症の人の脳を直接調べることは、当然ながら大きな意義をもっています（ただし、なかなか手に入りにくいのですが）。では、死後脳を顕微鏡で細かく観察することにより、どのようなことが新たにわかったのでしょうか。

たとえば、自閉症の人の大脳皮質には、一部に層構造の乱れが見られることがあります（図3-9）。場合によっては、細胞が凝集した塊が認められることもあります。前章で、ニューロンはできあがってから移動すると述べました。これらは、その移動の際にちょっとした不具合が生じたために起こった現象でしょう。

また、米国のマニュエル・カサノヴァらは死後脳の観察から、大脳皮質がもつ「ミニカラム」という小さな円柱状の構造の構築が、自閉症患者では損なわれているのではないか、という説を提唱しています。さらに、小脳の出力系でもっとも大きな役割を担うプルキンエ細胞という細胞の数が自閉症脳で減っている、という報告もあります。

このような脳構築の異常が、機能的にどのような不具合と関係するのかについてはいまだ未知の領域ですが、自閉症の原因が脳の発生発達の異常にあるということは、死後脳の観察からもますます裏づけられていると言えるでしょう。

「興奮と抑制」のアンバランス

自閉症の人の死後脳の研究はあまり多くはありませんので、まだ仮説の段階ですが、現在もっとも着目されているのは、ニューロンの種類のバランスです。その可能性を考えるためのヒントは、自閉症患者の中には「てんかん」の症状を合併する人が少なからずいることにあります。

ニューロンには「興奮性」と「抑制性」の2種類があるという話を前章でしました。脳にとっては、そのバランスが大事なのですが、同じ量が必要なわけではありません。8割を占める興奮性ニューロンが「アクセル」を踏みすぎないように、2割の抑制性ニューロンが「ブレーキ」をかけているという話もご記憶いただいているかと思います。

てんかんの発作は、まさに神経の興奮が過剰になり、ブレーキが効いていない状態と考えられ

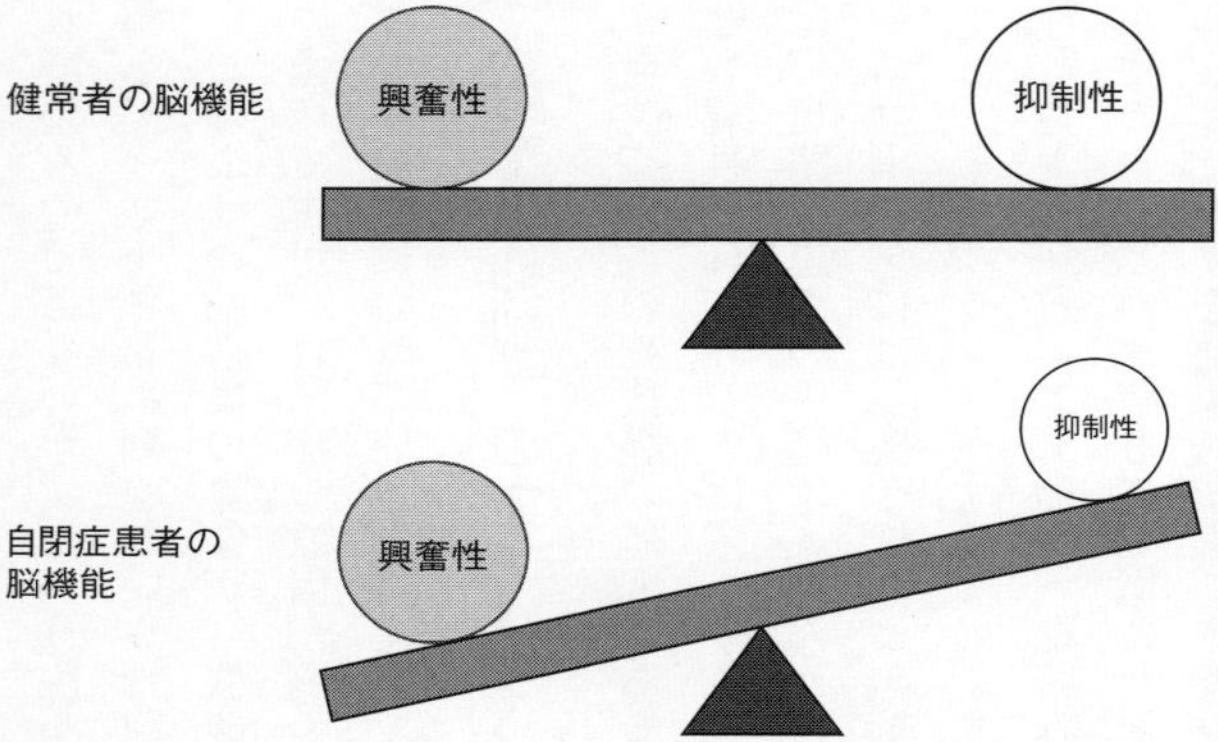

図3－10　自閉症の脳における興奮／抑制バランスの異常に関する仮説

ます。前述した大脳皮質内での細胞が凝集した塊のような病理像も、自閉症とてんかんに共通して認められます。それ以外にも、常同行動のようにブレーキ不足が感じられる症状はあります。

このあと第4章でお話しする「自閉症のモデルマウス」の研究からも、「興奮／抑制」のバランス仮説（図3－10）は着目されているところです。

自閉症の人の脳には、アルツハイマー病患者の脳のアミロイド斑や、パーキンソン病患者の脳のように一部のニューロンがごっそりなくなるような明らかな病変は認められません。しかし、近年開発されたさまざまな「分子マーカー」によって、自閉症患者の死後脳の解析が進めば、抑制性ニューロンの減少という微妙な違いを見いだすことができるようになる可能性はあるでしょう。

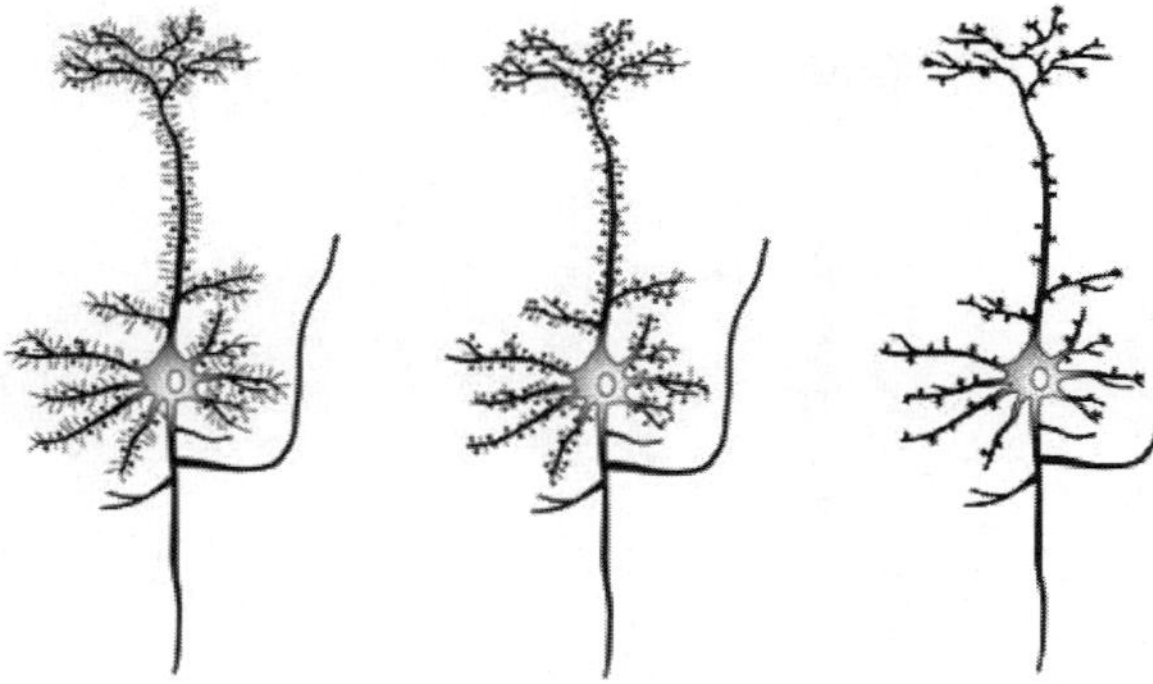

図3－11　ニューロンの形状の違い
真ん中（正常）のニューロンに比べ左はスパインの数が多く、右は少ない。どちらも正常な神経伝達が損なわれていると考えられる

ニューロンの形状の違い

ニューロンそのものの形状についても、精神疾患患者と健常者を比較する研究がなされています。前述のように、小児の病気として診断される自閉症患者の死後脳は手に入りにくいのですが、それよりも例数の多い統合失調症については、患者の死後の脳を用いた研究が進んでいるのです。

図3－11を見てください。木の枝のように見えるのは、まさにニューロンの「樹状突起」と呼ばれる部分の一部です。

枝についている小さなとげのようなものが、シナプスの一部を構成する「スパイン」というもので、ひとつ前のニューロンから放出された神経伝達物質（グルタミン酸、ドーパミン、セロトニンなど）をキャッチする役目を担っています。

真ん中のニューロンに比べて、左側はスパインの数が多く、右側は少なくなっています。直感的にはスパインが多いほうが脳の働きがよくなるように思えますが、実は、多くても少なくても神経伝達は正常にはおこなわれないと考えられます。統合失調症の人の死後脳の研究では、どちらのケースも見つかっています。前章で「シナプスの刈り込み」という現象の話をしましたが、スパインが適正な数でなければ神経伝達が非効率になるのかもしれません。

もっと細かく言うと、スパインの数だけでなく、形状も重要です。ひょろひょろとした未熟なスパインではなく、しっかりとしたスパインが形成されることが大切なのです。そうでないと、神経伝達物質を受容体がうまくキャッチできなくなるからです。

現状では、統合失調症の死後脳研究においては、スパインが減少したニューロンが多いという研究もあれば、むしろ増えているという報告もなされています。病気の背景にある原因やメカニズムが異なる可能性が考えられます。

第1章で述べたように、自閉症と統合失調症の病態は重なりあう部分も大きいので、自閉症の病態に関してもこのようなニューロン形状の異常がその背景にあるのではないかと推測されています。また、次章でくわしく述べる自閉症モデルマウスを用いた研究からも、このようなニューロンの形態的・機能的異常が、システムとしての神経回路の異常、そして行動の異常につながるのではないかと考えられているのです。

ひとりの脳からわかること

脳神経についてのこのような研究が進むにつれて、自分自身の脳を専門家に調べてもらって、「なるほど、私はここが違うのか」と納得した自閉症患者がいます。動物学者のテンプル・グランディン（コロラド州立大学准教授＝図3－12）です。高機能自閉症でありながら学者として成功を収めたグランディンは、オリバー・サックスの著書『火星の人類学者』でとりあげられたことでも有名です。彼女の半生はアメリカのテレビ映画でも描かれ、その作品には多くの賞が与えられました。家畜の権利保護についても国際的な影響力をもっていて、彼女自身、虐待的ではない家畜施設の設計などをおこなっています。

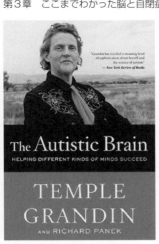

図3－12　テンプル・グランディンの著書（『The Autistic Brain』）

そのグランディンの脳を画像解析したところ、脳の大きさが健常者の平均値よりも15％大きく、扁桃体は20％大きいことがわかりました。また、左側の側脳室が右側よりも長く、頭頂葉まで伸びていました。これは前述のように、左右の差が大きい脳といえます。

また、発話に関わる神経が乱れていて、視覚に関わる部分はしっかりしているように見えます。喋るのが苦手で、視覚が優れていると自覚しているグランディンは、それを自著の中で紹介し、自分の症状はたしかに脳の中に根拠があるようだと書いています。

もちろん、この観察結果はサンプル数（n）がグランディンただひとり（つまりn＝1）なので、統計学的には意味があるとはいえません。しかし、少なくとも彼女の脳に健常者との違いがあることはたしかです。研究を進めていくうえでは、こうした「n＝1」の事例にも、それなりの意義はあるのではないかと思います。

第4章

自閉症を解き明かすための動物実験

動物たちがはたした多大な貢献

このように人間の脳についての知見は日進月歩で深まってきてはいますが、脳の研究にはほかの臓器にはない限界があるのも事実です。皮膚や内臓などは、生体から組織や臓器の一部を採取して診断に利用するバイオプシー（生体材料検査）が可能ですが、脳はそういうわけにいかないからです。死後の脳も、遺族から提供を受けられる数には限りがあります。

そこで、脳と病気の関係を調べるために必須なのが動物実験です。

実は、第2章で説明した脳の発生プログラムも、多くはモデル動物を使った研究で見いだされたものなのです。とくに発生初期のプロセスは、脊椎動物に共通のものです。

モデル動物に求められる条件は、個体どうしの差が小さいこと、安定的に供給されること、です。そうした意味で、これまでもっとも多く用いられ、脳の研究にもっとも多くの知見をもたらしてくれているのは、マウスやラットなどの齧歯類でしょう。

かつては神経系の研究にはラットがよく用いられていましたが、遺伝子を人工的に失わせるノックアウトマウスの技術が確立して以降は、マウスも多用されるようになりました。

齧歯類のほかにはアフリカツメガエルも、初期の神経誘導に関する研究によく使われてきました。受精卵が大きいので、さまざまな遺伝子改変をおこないやすいからです。また、ニワトリなどの鳥類の胚も、微小な手術や局所遺伝子の改変が可能なので、脳の領域化の研究に多用されています。ただし遺伝学的な解析には、アフリカツメガエルもニワトリもあまり向いていません。その理由は、突然変異体がほとんど存在しないからです。

それに対して、多数の突然変異体があるゼブラフィッシュは、遺伝学的な解析もしやすく、モデル動物に向いているといえます。

脳研究にかぎらず、動物実験は病気の理解を深め、治療法や薬を開発するために多大な貢献をしてきてくれています。とくに創薬に関しては、まず動物実験で効果を実証してから、人体による治験に進むのが一般的な流れです。もちろん、このような動物を用いた研究は、必ず実験計画を提出し、研究機関により承認されてから、動物愛護の精神にもとづいておこなわれます。

病気の原因メカニズムを動物実験によって追究していく研究を「基礎研究」と呼びます。それに対して、新しく開発された薬物を実際に、人間に投与した場合の安全性や効果を判定するのが「臨床研究」です。

モデルマウスによる研究の手順

前章の終わりに、精神疾患の人のニューロンレベルでの異常を紹介しました。実はこれらは、動物実験で先に見つかっていたことをもとにして、人の死後脳を徹底的に調べたことでわかってきたのです。〝お手本〟があれば、探しやすいということですね。

病気の研究では、人間そのものを対象にする臨床研究と、モデル動物を用いた基礎研究とが、車の両輪のように同時に進んでいくことが必要です。

つまりどういうことかというと、自閉症の遺伝学的な研究が進むと、自閉症の原因の候補として、さまざまな遺伝子が浮かび上がってきます。そこで、マウスに遺伝子工学的な操作を加えて「モデルマウス」をつくる研究がはじまります。たとえば具体的には、次のような手順です。

ある遺伝子の機能に異常が生じるような変異があって、それが自閉症の原因になっていると考えられたとします。その場合、まず、その遺伝子をノックアウトして機能を失わせたマウスを作製します。次に、このマウスの行動を調べて、自閉症の人の症状と対応するような行動異常があるかどうか解析します。対応するような異常がみられれば、そのマウスはモデルマウスとしてみなせると判定されます。

こうしてモデルマウスができあがると、たとえばその脳の薄い切片を調べることにより、ニューロンの異常を探すことが可能です。ほかの臓器と異なり、脳は簡単にバイオプシーをするわけにはいきませんから、このようなモデルマウスの脳を研究することには、大きなメリットがあるのです。

こうした基礎研究で明らかになった病気のメカニズムをもとに新たな薬剤が開発され、臨床研究によって人間に投与したときの効果や安全性が確認されるというのが理想的な流れです。

モデルマウスで浮上した「シナプス仮説」

では、モデルマウスによる基礎研究が人間における臨床研究にまでつながった例を、ひとつご紹介しましょう。

自閉症の症状を合併する脆弱性X症候群が、「脳からみた自閉症」の研究を進めるきっかけのひとつとなったことは第1章でも述べました。この疾患ではX染色体に明確な異常が認められるので、遺伝学的解析がもっとも早く進んだのです。

遺伝子レベルでのこの疾患の原因についてはのちほどまたくわしく述べますが、ここで簡単にいうと、X染色体の脆弱化という異常は、*FMR1*という遺伝子がうまく機能していないことに原因があるのではないかという仮説が立てられました。そこで1994年に、オランダとベルギーの自閉症研究者のコンソーシアム（共同研究）により、世界で初めて*FMR1*のノックアウトマウスが作製されました。

このマウスには記憶・学習の障害やてんかん発作の増加、神経生理学的な異常が認められたので、人間の脆弱性X症候群に対応するモデルマウスとみなされました。自閉症の原因が興奮と抑制のアンバランスによるシナプス伝達にある可能性については、第3章ですでに取りあげましたが、このマウスをさらにくわしく調べることにより、この重要な発見がなされたのです。

脆弱性X症候群モデルマウスを電気生理学的に解析すると、シナプスのグルタミン酸受容体を介しての興奮と抑制のバランスに、異常があるのではないかと推察されました。さらに、そのニューロンの樹状突起のシナプスを調べてみると、スパインが過剰に形成されていることが見つかったのです。この画期的な発見は、2002年以降に米国のマーク・ベアーらなどによって相次いで報告されたものです。ここに、脆弱性X症候群の原因として「シナプス仮説」が提唱されました。

ベアーらは、シナプスのグルタミン酸作動性ニューロンが過剰に興奮していることが、このモデルマウスの病態の本質ではないかと考え、その抑制剤をモデルマウスに投与したところ、スパインの異常や行動の異常を治すことができたとして、2007年に論文を発表しました。もう一度、第1章の図1-10を見てください。実はいちばん右の写真は、モデルマウスを「治療」して、スパインの異常を野生型（いちばん左）のように回復させたものなのです。つまり、動物実験によって「シナプス仮説」を検証することができたのです。

すると、米国ではこれをうけて早くも、2008年に人間における脆弱性X症候群の臨床研究が開始されました。ただし、シナプスにおける興奮性ニューロンの神経伝達を抑える薬（グルタミン酸拮抗《きっこう》薬）ではうまくいかなかったので、現在では抑制性ニューロンの働きを強める方向に転換がはかられているようです。

こうした脆弱性X症候群についての研究成果が大きなきっかけとなって、この疾患とよく似た症状を示す自閉症も、その病態の本質はシナプス伝達の異常であるとする「シナプス仮説」が提唱されることになったのです。

シナプス仮説がひらく自閉症治療薬の可能性

自閉症におけるシナプス仮説は、ゲノム研究の成果からも、確かめられています。

２０００年代の後半になって、全ゲノムレベルの遺伝子解析が盛んにおこなわれるようになりました。自閉症研究においても、欧米を中心とする遺伝子解析のコンソーシアムがつくられて患者群と健常者群の多数のゲノム情報が比較され、患者のどの遺伝子に変異が認められるのかが浮かび上がってきたのです。

のちほどあらためてくわしく紹介しますが、米国の自閉症研究支援団体であるシモンズ財団の管理する自閉症遺伝子データベースには２０１５年末の時点で、約８００個の遺伝子が自閉症と関係するとしてリストされています。その中で、もっとも信頼度が高いとされている遺伝子が、第２章の図２－19に示されるようなシナプス形成に関わるものでした。

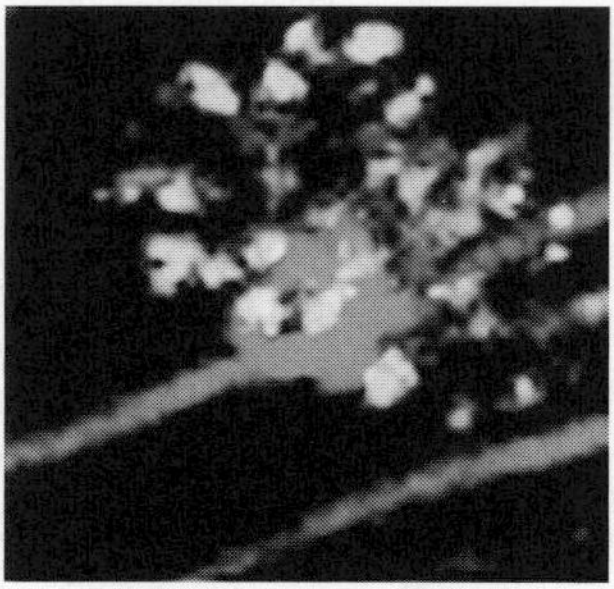

図4－1　シナプス形成のダイナミズム
マウスの小脳のナノスケールライブ像。シナプスが形成される際に、出力側のニューロン軸索から伸びた小さな突起（白い斑点）が、入力側のスパイン（灰色）を取り囲む（岡部繁男教授のプレスリリースを許可を得てグレースケールに改変）

シナプスの状態に着目した自閉症研究は、日本でも画期的な成果があがっています。2012年に、東京大学の岡部繁男教授らの研究グループは、マウスの小脳での神経細胞のシナプス形成プロセスについて、画期的な技術を確立しました。培養した小脳のスライス片を顕微鏡で観察するという、ナノスケールレベルでのイメージング（可視化）技術です。

これによって、シナプス形成の過程では、出力側の神経線維から小さな突起が伸びて、入力側のスパインの成熟を促していることが発見されたのです（図4－1）。このような過程には第2章で紹介したさまざまな「シナプス形成分子」が関与していることもわかり、自閉症をはじめとする神経発生発達障害の原因解明のきっかけになるのではないかと期待されています。

そして2014年、岡部教授らのグループはさらなる成果をあげます。研究が進むにつれて、シナプスは従来考えられてきたよりも頻繁に、新たに形成されたり消失したりを繰り返していることもわかってきました。これを「シナプス動態」と呼びます。岡部教授らは、なんと生きたマ

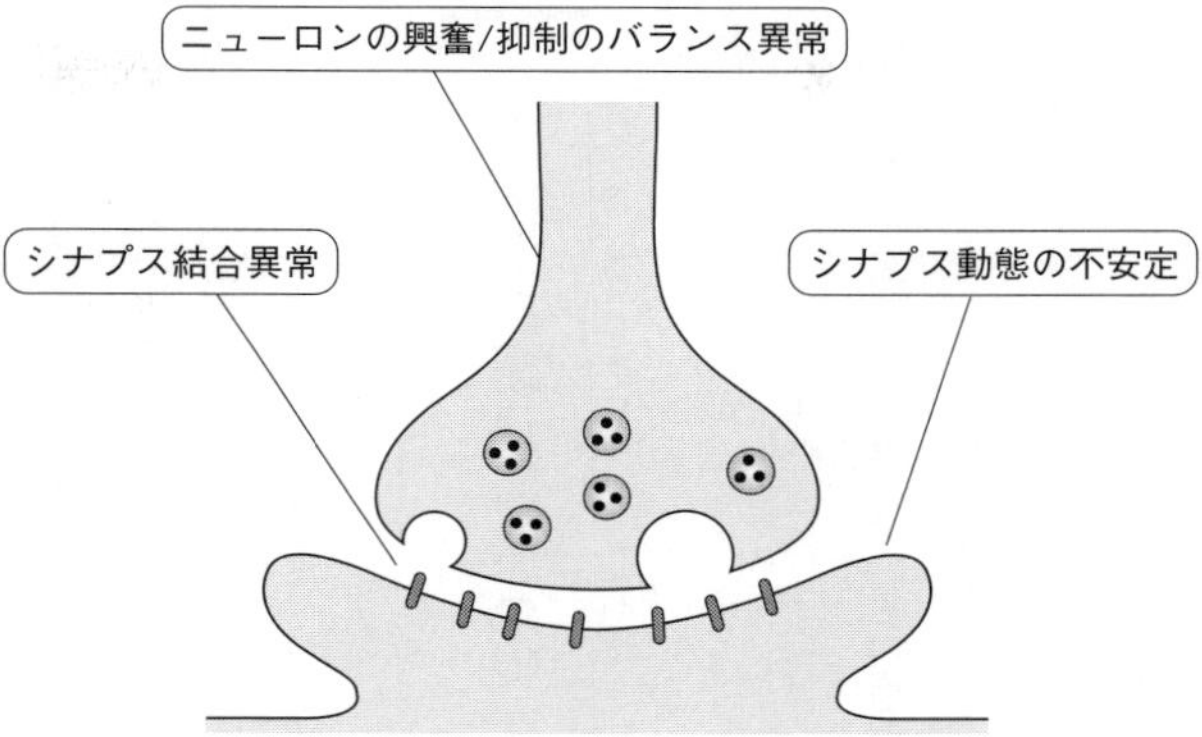

図4－2　シナプス仮説

自閉症の病態の一端は、シナプス形成やシナプス動態の異常にもとづく神経伝達異常であると考える仮説

ウスの大脳皮質におけるシナプス動態のイメージングにも成功したのです。さらに、シナプス分子に異常のある自閉症モデルマウスの大脳皮質では、正常なマウスよりもシナプス動態が不安定化していて、シナプスの形成と消失が過剰に繰り返されていることも見いだされました。こうしてシナプス仮説には「シナプス動態の不安定」も組み込まれました（図4－2）。

不安定なシナプス動態が自閉症に特有のものであることが確かめられ、シナプスの過剰な形成と消失を抑える薬剤を見つけられれば、自閉症の治療薬につながる可能性があります。

実は、このようなシナプスのダイナミックな動態については、かなり前から日本の脳科学者は大きな貢献をしていました。みなさんは塚原仲晃《なかあきら》という名前をご存じでしょうか。1980年代に、シナプスと記憶の研究において世界をリードしていたといわれる神経学者です。塚原先生は、記憶が形成される際に、「シナプスが〈発芽〉する」というきわめて先見に富んだ仮説を提唱されていました。しかし、当時はこの仮説を調べる方法がないまま、1985年の日航機墜落事故で塚原先生は亡くなられました。

翻っていま、シナプスの動的な形成と消失についてはさまざまな研究が報告されるようになっています。約三十年の歳月が流れる間の、神経科学の進歩には目を見張るものがあります。

マウスも自閉症になるのか?

ここまで読んだみなさんのなかには、モデルマウスによる研究というけど、そもそもマウスに自閉症という障害があるのか? と素朴な疑問を抱く人も多いのではないでしょうか。

たしかに、社会性やコミュニケーションなどの異常で定義される自閉症は、人間特有の障害のようにも思えます。マウスがいくら自閉症に似た症状を示したとしても、人間の自閉症と本当に同じ障害かどうかはわかりません。もしも別ものであれば、モデルマウスによる研究など、もちろん意味がないことになってしまいます。

このように、人間の診断基準を動物にもあてはめてよいかという問題は、動物実験にはつねにつきまといます。内科系の病気であれば、血液検査などによってサルでもマウスでも共通の診断基準をつくることができますが、精神疾患にはそのような客観的な診断基準がありません。そもそも、人間以外の動物に「心の病」が存在するかどうかもおおいに議論の余地があります。マウスに「最近、調子はどうですか？」と訊いても答えてはくれません。あくまで行動を観察することから、その動物の状態を推察することになります。したがって自閉症だけでなく、うつ病や統合失調症なども、マウスでモデル化できるのかについては臨床家と基礎研究者の間でつねに問題となっているのです。

結論からいいますと、高度な精神機能についてはとりあえず脇におくとして、より単純なレベルの「情動」などについては、人間と動物にはかなり共通性があると考えられます。

たとえば、「高架式十字迷路」という実験があります（図４－３）。高いところに設置した十字型の迷路にマウスを置いて、感じている不安度を調べるというものです。

２本の「腕」には落下を防ぐアクリル板の壁が両側にありますが、それと直行するもう２本の「腕」には壁がありません。マウスも高所には恐怖を感じるので、壁のある通路を通りたがります。まして、通常よりも不安のある状態

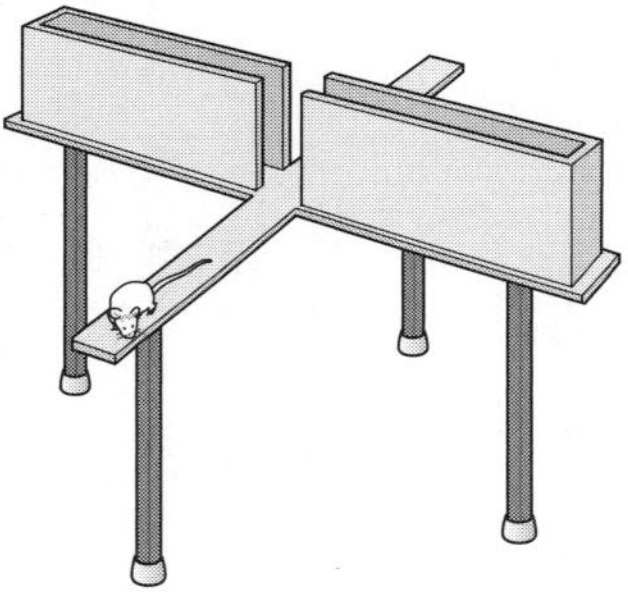

図4－3　高架式十字迷路

ではその傾向がますます強まり、壁のないほうの通路にはほとんど出てきません。このような装置で「壁あり」と「壁なし」の場所にそれぞれ何秒いたかを計測することで、そのマウスの不安度を計ることができるのです。ちなみに、不安そのものは自閉症に特有というよりも、いろいろな精神疾患に共通する症状です。

また、「プレパルス抑制」という反応も、人間とマウスでかなりの程度まで共通のものといえるでしょう。これは、大きな音を聞く前に小さな音を聞くと、いきなり大きな音を聞いたときよりも「ビックリ度」が少ないという現象です。

実験方法は難しいものではありません(図4-4)。圧センサーの上に置いたシリンダーの中にマウスを入れ、音を聞いた瞬間の体の「突っ張り反応」の度合いを圧センサーで自動計測します。これが驚きの大きさと考えられるわけです。人間の場合は、眼輪筋(目のまわりの筋肉)に電極がついたパッチを当てて、ピクッとする反応を検出します。マウスも人間も、同じような神経回路を使って起きる反応なので、ビックリ度の指標はほぼ共通に使えます。

プレパルス抑制とは、外界からの刺激に対して過剰に反応しないように神経回路のフィルター機構が働く、いわば省エネのためのしくみです。これに不具合があると、プレパルス(前の音)を聞いても抑制がきかず、次の大きな音を聞いたときに激しく反応してしまうのです。

プレパルス抑制の低下は、自閉症や統合失調症など、いくつかの精神疾患に共通して認められ

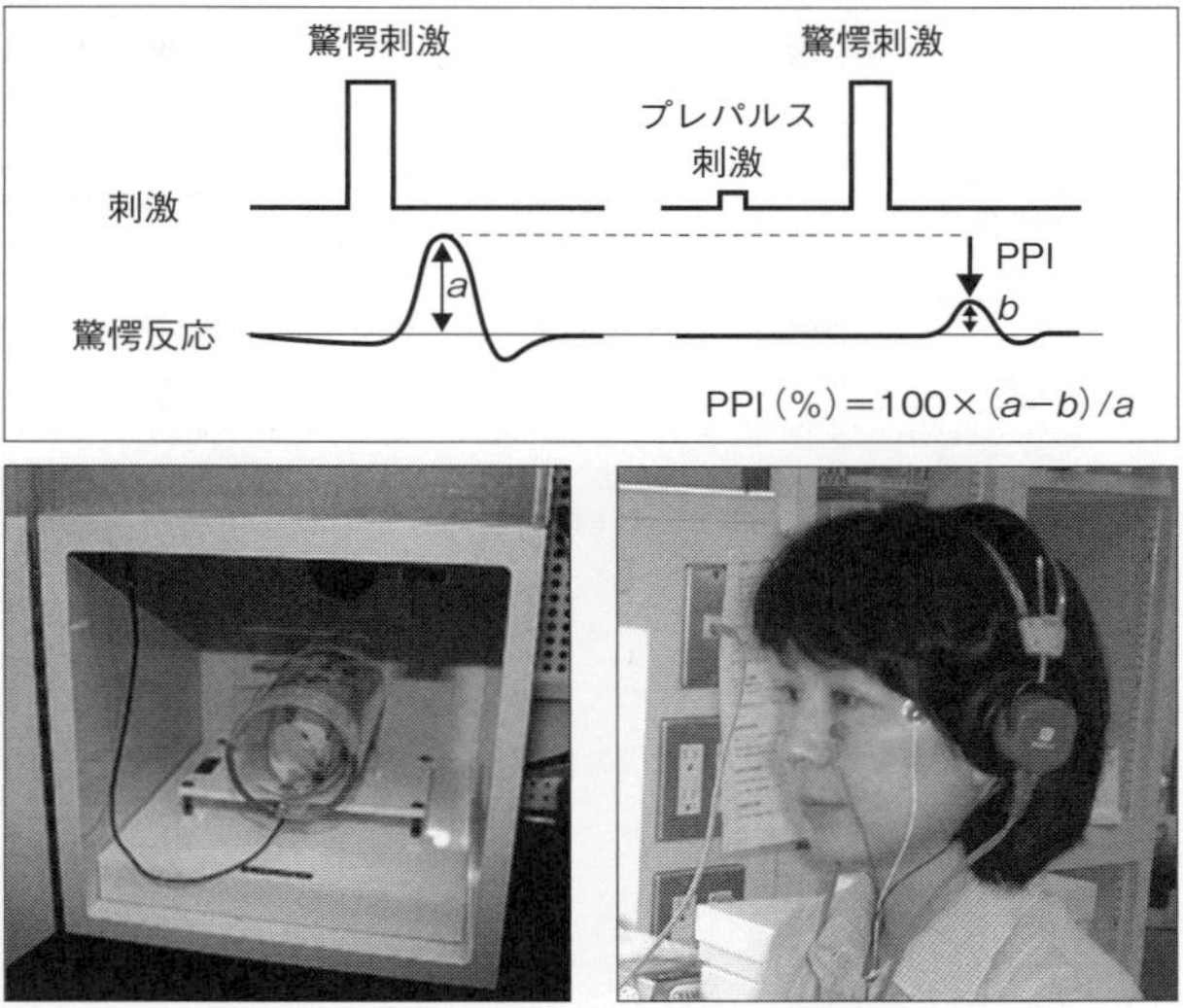

図4－4 「プレパルス抑制」の実験（原図提供／理化学研究所脳科学研究センター吉川武男氏）
上：プレパルス抑制が働かないマウス（上のグラフ）と正常なマウス（下のグラフ）
右下：人間では眼輪筋に電極を当てて測定
左下：マウスでは体の突っ張り具合を測定

ます。シグナル／ノイズへの感度をチューニングできないなどの感覚異常や、あるいはプレパルス音に気づかないという意味で注意欠陥とも関連があるかもしれません。実際、自閉症スペクトラム障害はＡＤＨＤとも関連すると考えられています。

　ところで、プレパルス抑制のスコアのような指標のことを、私たち研究者は「中間表現型」（エンドフェノタイプ）と呼びます。感覚異常や注意欠陥など

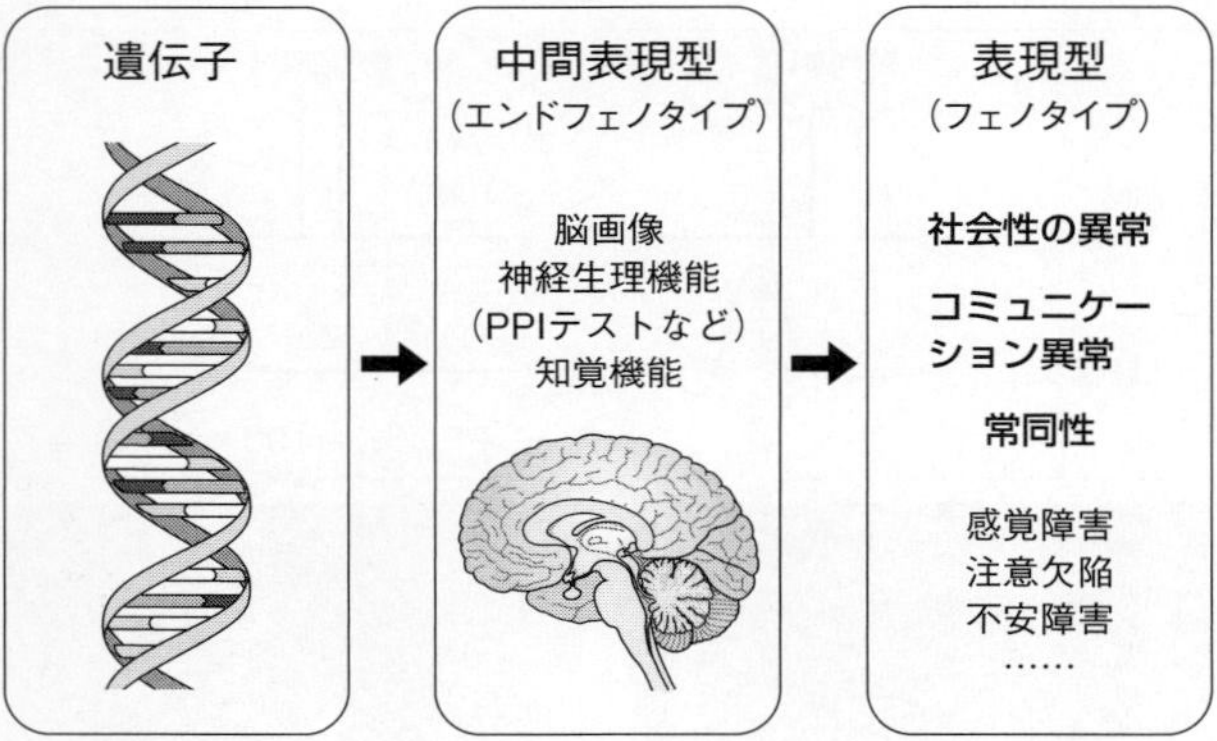

図4－5　病態メカニズムの理解につながる中間表現型

が、障害の「症状」を直接的に示す「表現型」だとすると、プレパルス抑制はその手前の反応であって、「症状」とまではいえません。しかし症状につながる指標としては使えると考えられるので、中間表現型というわけです。

ちなみに、英語の「エンドフェノタイプ」は「内的な表現型」という意味ですが、日本語では、病気の元となる遺伝的な背景と、表現型との間に位置する表現型という意味で「中間表現型」という用語が定着しています（図4－5）。

表現型の症状はしくみが複雑ですが、中間表現型は比較的単純な神経の働きを見ることでしくみが理解できます。つまり、人間の表現型すなわち「症状」とそっくり同じ表現型のモデルマウスをつくることは不可能ですが、中間表現型であれば、ヒトとマウスに共通したものを見いだすことができるわけです。その知見を数多く積み上げていくことで、「症状」に迫ることができ、病気そのものの理解が進むと考えられているのです。

「マウスの社会性」をどのように判定するのか

動物を使った自閉症の研究は、このように症状を細かくブレイクダウンして調べていく必要があります。人間のように「社会性の異常」「コミュニケーション障害」「常同行動」の三大特徴が揃った個体だけを「自閉症のマウス」と考えるわけではなく、さまざまな形で自閉症的な要素があるかを探っていき、十分に要素をもっていると判定された個体をモデルマウスとして研究対象にするのです。

とはいえ、そこにも難しさはつきまといます。

たとえば、どこまでの要素があれば、マウスに「社会性の異常」があると見極めることができるのでしょうか。それ以前に、そもそもマウスに「社会性」があるのでしょうか。

マウスは人間のような大きな集団をつくって生活しているわけではありません。高度なコミュニケーションを互いにとっているわけでもありません。人間と同じ基準で社会性の有無を判断することは困難です。

しかし、マウスたちも決して、孤立して生きているわけではありません。マウスにはマウスの

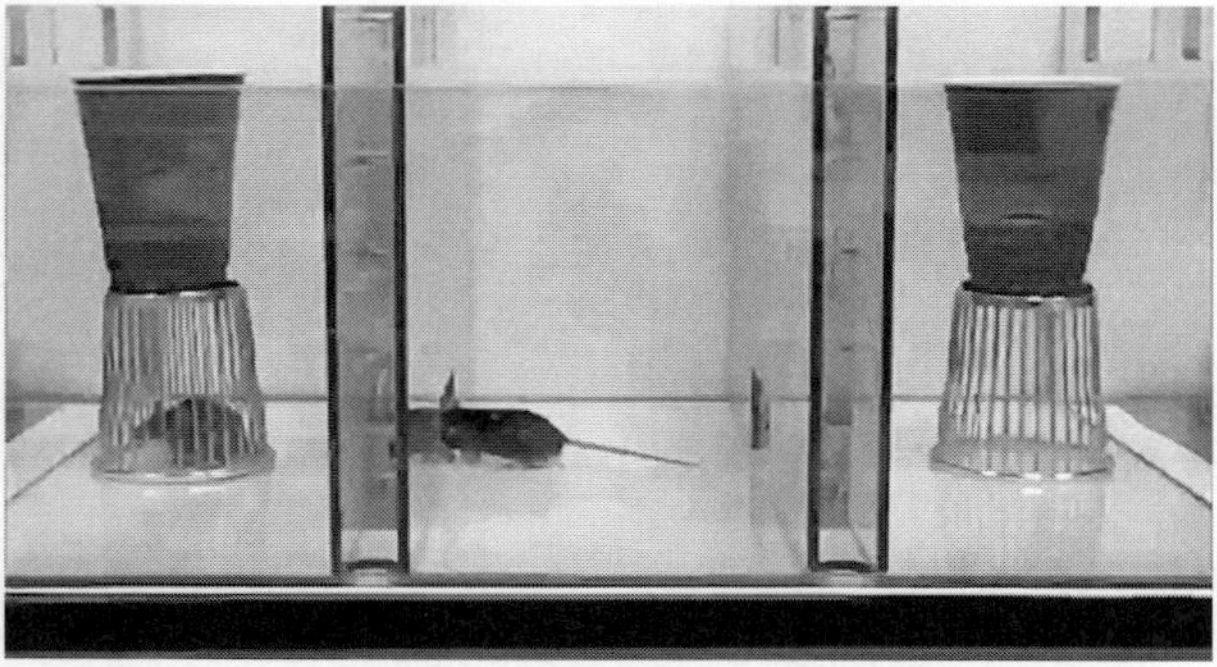

図4－6　マウスの「社会性」を判定する実験
（姫路獨協大学薬学部生理学研究室ホームページより）

社会性が、確かにあるようです。そうしたマウスならではの「社会性」とはどういうものかをまず見きわめ、その基準に沿って行動を観察することで、個々のマウスの社会性の違いを見比べることになります。

たとえば、こういう実験があります（図4－6）。ケージを三つの部屋に区切って、その真ん中の部屋にマウスを入れます。両隣の部屋の一方にはサイコロのような、マウスにとっては新奇な物体を入れて、もう一方は空き部屋にしておきます。するとマウスは、しばらくウロウロしてから、新奇な物体のある部屋に入ります。そこで次に、空き部屋のほうに別のマウスを入れます。このとき、そのマウスのほうに興味を示さず、物体にばかり執着しつづけるマウスは「社会性が低い」とみなすのです。

新奇な物体よりマウスを選んだ場合は、次の段階があります。今度は物体を取り去って、その部屋に新しいマウスを入れ、すでに慣れ親しんだマウスと、新入りのマウスのどちらを選ぶかを見るのです。新入りマウスのほうに行く回数が多ければ、そのマウスはより「社会性が高い」とみなすわけです。

このような研究の進め方は「行動主義」と呼ばれるもので、人間でもまだ言葉の喋れない赤ちゃんの発達などについては、これと同様に赤ちゃんの反応から発達の具合を判断しています。マウスの社会性に関する行動解析は、人間が勝手にそう判断しているだけですから、それが正しく社会性の高低を判定できているのかどうか、本当のところはわかりません。しかし、そのようにして社会性が高い、もしくは低いと判別したマウスの脳やニューロンをそれぞれ調べて比較すれば、そこに何かしらの違いが見つかるかもしれません。それが脳の状態と社会性の関係を考えるうえで、ひとつの有力なヒントになるのです。

「社会性」に影響をおよぼすホルモン

社会性の研究によく使われるモデル動物に「プレーリーハタネズミ」があります。このネズミは、繁殖形式が変わっています。同じハタネズミでも、ヤマハタネズミやアメリカハタネズミという種は乱婚制ですが、プレーリーハタネズミは「一夫一婦制」なのです。この性質をもつ種は、哺乳類全体の中でも3%以下しかありません。つまり、プレーリーハタネズミは、つがいとなる雄雌の愛着性・社会性がほかのハタネズミより強いと考えられ、ヤマハタネズミやアメリカハタネズミよりも、人間に対応づけられる「社会性」が存在するとみなされているのです。

このプレーリーハタネズミを研究することで、非常に興味深いことがわかりました。一夫一婦制という「社会性」の維持には、「オキシトシン」というホルモンが強く影響しているのです。

このホルモン自体は、昔から存在が知られていました。オキシトシンという言葉はギリシャ語で、「強い子宮収縮作用による早産」(quick birth) を意味しています。オキシトシンにはその名のとおりの分娩促進作用があるほか、乳汁を分泌させるなど、母子関係にとって重要な働きをもつことがわかっています。2014年に放送された「NHKスペシャル」でオキシトシンのことを「愛情ホルモン」と呼んでいたのをご記憶の方もいるかもしれません。

オキシトシンは脳内で合成され、下垂体という部分に運ばれてから、たとえば分娩などの刺激により、血中に放出されます。その一方では、脳内でオキシトシンの受容体をもったニューロンに直接働きかけることもできます。

オキシトシンをつくる遺伝子や、オキシトシン受容体をつくる遺伝子を欠損させたノックアウトマウスは、「社会性」に問題が生じるという証拠も得られました(図4-7)。オキシトシン受容体のノックアウトマウスを作製したのは、東北大学大学院農学研究科の西森克彦教授のグループです。

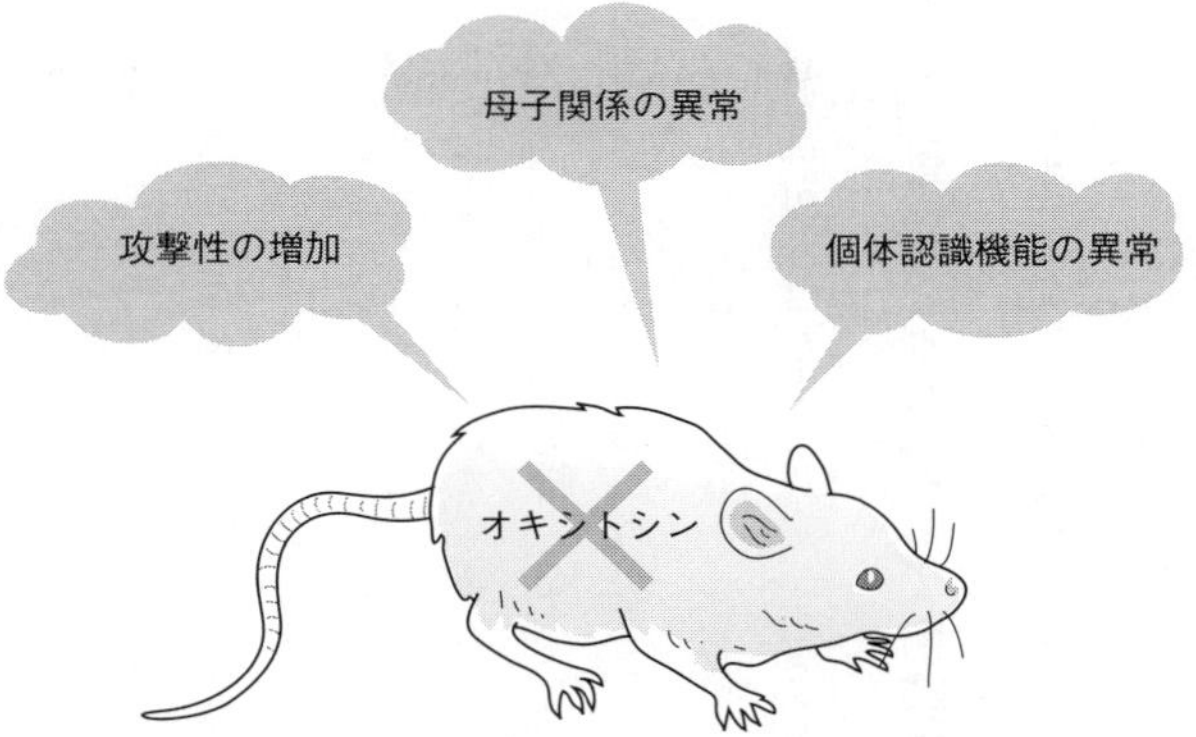

図4－7　オキシトシン受容体ノックアウトマウスに見られた異常

では、人間の「社会性」も、このホルモンに左右されるのでしょうか。

それを調べるために、人間の被験者にオキシトシンを数%含む薬を鼻から噴霧する臨床実験がおこなわれました。脳には血液脳関門というフィルター機構があるため注射や飲み薬を脳に到達させるのは難しいのですが、鼻を経由するとそれが可能になります。鼻の粘膜にあって匂いを感じとる嗅上皮は、いわば脳の「出先機関」のようなもので、ここにオキシトシンを噴霧すると、嗅上皮を構成する嗅細胞の軸索を伝わって、脳の「嗅球《きゅうきゅう》」というところに届くのです。

このようにしてオキシトシンを噴霧した人に、ゲーム理論にもとづいた心理テストを実施したところ、相手を裏切る選択よりも、相手を信じる選択を多くとるようになったのです。これは、「人を信じたい気持ち」が強くなったとみなすことができます。だとすれば、オキシトシンは人間の「社会性」にもなんらかの影響を与えている可能性があります。

この結果を受けて、いま日本でも東京大学、浜松医科大学、金沢大学などの研究チームを中心に、自閉症の人にオキシトシンを使う臨床実験がおこなわれています。ただしオキシトシンの子どもへの影響は不明なので、対象となるのは18歳以上の大人の男性に限られています。

もちろん、社会性という概念はきわめて広いので、そのすべてをオキシトシンがコントロールしているということはないでしょう。そもそも「社会性の障害」とは、感覚や運動など、別の障害が原因で社会性が発揮できないだけである可能性もあります。音に過敏なために人の声のする場所に出られない、お遊戯がうまくできないので友だちと一緒になれない、などです。

しかし、自閉症の症状の中には、オキシトシンによって改善されるものもあるかもしれません。その可能性がある以上、こうした試みは広くなされるべきでしょう。

動物実験をクリアしても実用化される薬は少ない

治療薬の開発に至る過程において、動物実験はきわめて重要です。ただ、それでも人間とマウスはやはり、違う生き物です。マウスで効果が証明された薬が人間にも同じように効くとはかぎりません。実際には、動物実験をクリアした薬のうち最終的に実用化までこぎつけるのは、ほんの数%でしかないでしょう。

障壁になるのは、種の違いだけではありません。病態モデルマウスの実験では、とにかく薬によって病気が治るかどうか、症状に改善が見られるかどうかを確かめるのが目的なので、薬を投与する量をさまざまに設定することが可能であり、まずは目的とする組織への治療効果が重視されます。しかし、人体で薬の効果を確かめるときは、当然ながら副作用の問題を慎重にクリアする必要があります。狙った病気は治っても、別の病気になったのでは意味がありません。そのハードルが非常に高く、この段階で脱落する薬がいちばん多いと思われます。

しかも精神疾患の薬には、身体の病気の薬にはない難しさもあります。

たとえば抗うつ剤を開発するには、まず治療対象としてうつ病のモデルマウスをつくります。このとき、そのマウスが本当にうつ病になっているかを確かめるには、従来の抗うつ剤が使われます。マウスがうつ病らしい症状を示すだけでなく、人間に効き目のある抗うつ剤によってその症状が改善されることが確認できて初めて、うつ病のモデルマウスとして認定されるのです。

抗うつ剤が効くかどうかで、うつ病かどうかを認定する。たしかにこれは一見、合理的なやり方だと思われるかもしれません。しかし、そこには根本的な矛盾があります。

こうして認定されたモデルマウスのうつ病は、あくまでも「従来の抗うつ剤が効くタイプ」のうつ病です。しかし研究者としては、従来の抗うつ剤では効かないうつ病患者がいるからこそ、新薬を開発したいわけです。にもかかわらず、これまでの薬が効くタイプのマウスでしか、その効果を調べることができないのです。これでは堂々めぐりになってしまいます。

ほかにも動物実験による創薬研究には、解決すべき問題がいくつもあります。

最初に薬物の効果を調べる実験では、モデルマウスにその薬物を投与して、着目している症状が治るかどうかを調べます。このとき、ほかの作用については調べなかったり、見落としてしまったりすることもあります。その後、より包括的な研究に進んでみて初めて、全身への作用に気づくことになるのです。

また、大変残念なことですが、基礎研究の段階で、研究データの捏造や改ざんなどの不正行為がないわけではありません。もちろん故意ではなく、うっかりしたミスが見落とされて論文として発表されてしまう場合もあります。ですので、とくに研究の「出口」が健康や医療に関わる場合には、技術面でも倫理面でも、研究者全体の高い意識や努力が求められるといえるでしょう。

ともあれ、動物実験によって自閉症についての貴重な知見がいくつも得られていることは、ここで紹介したとおりです。これから画像診断技術がさらに進歩して、人間の脳がさらによく観察できるようになったとしても、動物実験の必要性がなくなることはないはずです。本当に患者のためになる治療には、画像診断と動物実験が補完しあっていくことが必要なのです。

第5章

自閉症を起こす遺伝子はあるのか

第3章で述べた画像診断と、第4章で述べた動物実験。この車の両輪によって、脳と自閉症の具体的な関係がわかってきました。自閉症の脳と健常者の脳では、各部位のサイズ、ニューロンやシナプスの形状などに、微小ではあるものの、明らかな違いがある可能性が少しずつ見えてきたのです。

ニューロンやシナプスなどのそうした異常が自閉症に関与しているのだとすれば、次に突きとめるべきは、その異常は何によってもたらされるのか、ということになるでしょう。

そこで注目されたのが、遺伝子です。

全ゲノム解析を可能にした次世代シーケンサー

私たちの身体を構成する細胞は、基本的には遺伝情報にしたがってつくられています。細胞の異常がすべて遺伝子に起因するわけではありませんが、先天的な病気の多くは、遺伝子と深く関わっていると考えられます。

ここで少し、中学校の生物の授業のおさらいをしておくと、親から子へ受け継がれる遺伝情報を担っている遺伝子の本体は、DNA（デオキシリボ核酸）です。DNAは糖、リン酸、塩基で構成されています。このうちの塩基とは、みなさんもご存じのアデニン（A）、グアニン（G）、チミン（T）、シトシン（C）のことです。この4種類の塩基がどう並んでいるかを「塩基配列」といい、この配列のしかたによってDNAがどのような遺伝情報をもつかが決まるのです。

さて、あるDNAの塩基配列を調べることを「DNAシーケンシング」（塩基配列決定）といいます。この手法は1970年代後半に開発され、1980年にはその開発者のウォルター・ギルバートとフレデリック・サンガーがノーベル化学賞を受賞しました。

DNAシーケンシングには、「DNAシーケンサー」という機械が用いられます。その性能は、この十数年で飛躍的に向上しました。以前はひとり分のヒトゲノムを決定するのに10年もかかっていたのですが、現在では「次世代シーケンサー」という超高性能の機械が開発されたことにより、わずか数日で決定できるまでになっています。

次世代シーケンサーの基本的な原理そのものは、キャピラリー電気泳動を用いたサンガー法という旧来の方法に似ています。ところが、サンガー法で同時処理できるDNAの断片がせいぜい100個であったのに対し、次世代シーケンサーが並列処理できるDNA断片の数は、数千万個から数億個にものぼります。まさに「革命」が起きたといえるでしょう。

次世代シーケンサーによって塩基配列決定のスピードが劇的に向上したことで、ゲノム全体を対象とする研究が可能になったのです。ちなみに、私がいま所属している東北大学大学院にも、多数の次世代シーケンサーが配備されています（図5-1）。

こうして2000年代の後半には、さまざまな病気と遺伝子の関係が「全ゲノム」レベルで調

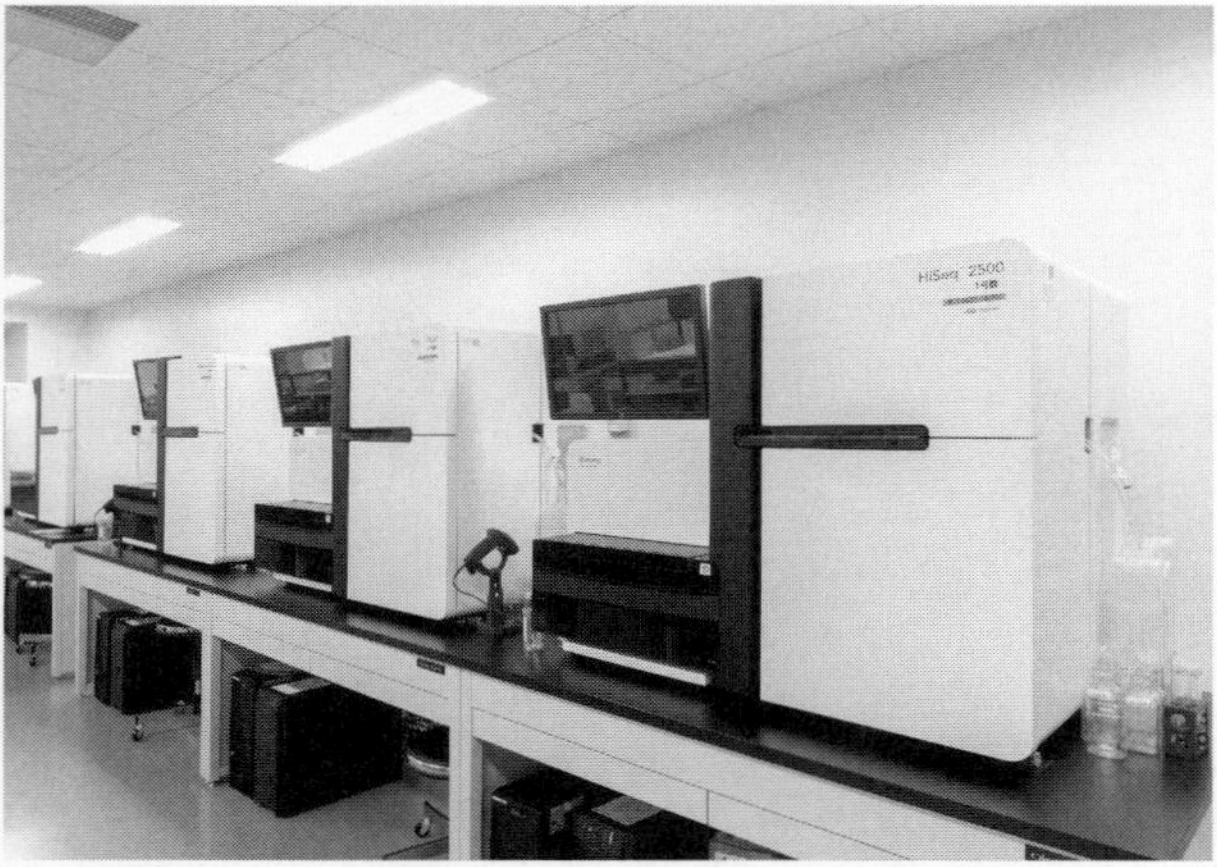

図5－1　東北大学大学院にある次世代シーケンサー
（写真提供／東北大学東北メディカル・メガバンク機構）

べられるようになりました。

自閉症のような発達障害においても、第1章で説明した一卵性双生児の研究などから、遺伝的な影響が大きいことは示されていました。そのため1980年代からすでに、遺伝子レベルでのアプローチは始まっていました。やがて、これまでに何度か登場した脆弱性X症候群や、レット症候群、ティモシー症候群、多発性硬化症など、自閉症の症状をしばしば合併する病気の遺伝子も探索され、解明されていきました。

このアプローチをさらに強力に推し進めたのが、今世紀に入ってからの遺伝子解析技術のめざましい進歩、とりわけ次世代シーケンサーの登場でした。自閉症と関係のある「遺伝子座」が「染色体」のどこに存在しているかが、全ゲノムにわたって解析できるようになったのです。

ほぼすべての染色体に自閉症関連遺伝子がある

遺伝子座とは、染色体の上やゲノムの上で遺伝子が存在している場所のことで、いわば遺伝子の「住所」です。染色体は、あとでくわしく述べますが、DNAがタンパク質に巻きついて、さらに折り畳まれたものです。

米国では自閉症を研究する138人もの臨床医や基礎研究者からなるコンソーシアムが構成され、2007年に最初の全ゲノム解析がおこなわれました。その結果、ほぼすべての染色体に、自閉症に関連する遺伝子が散らばっていることがわかりました。

ヒトには2万数千個の遺伝子があると見積もられていますが、2015年12月の時点で、そのうち800ぐらいの遺伝子が、前述した米国の自閉症研究を支援する団体「シモンズ財団」の運営する「SFARI」(Simons Foundation Autism Research Initiative) というウェブサイト (https://sfari.org/) の自閉症関連リストに載っています。そのうち、もっとも研究が進んでいると考えられる30個の遺伝子を表5-1に掲げました。

ただしこのことは、一人の自閉症の人はこれらの遺伝子座すべてに問題がある、という意味ではありません。自閉症と関連があると予測される遺伝子群をすべて、一つの表に網羅したものと

遺伝子名	染色体上の遺伝子の位置	分子機能	自閉症との関連性	研究発表数
*NRXN*1	2p16.3	シナプス形成分子	稀な遺伝子変異	60
*SHANK*3	22q13.3	シナプス形成分子	稀な遺伝子変異	48
*MECP*2	Xq28	遺伝子発現、スプライシング制御	症候群	46
*CNTNAP*2	7q35-q36	シナプス形成分子	症候群	45
PTEN	10q23.3	タンパク質脱リン酸化	症候群	38
*FMR*1	Xq27.3	mRNA輸送	症候群、機能的重要性	37
*CACNA*1*C*	12p13.3	電位依存性カルシウムチャネル	症候群	34
DMD	Xp21.2	細胞外基質と細胞骨格の結合	症候群	33
OXTR	3p25	オキシトシンホルモンの受容体	遺伝的相関性	33
RELN	7q22	脳発生に重要な細胞外基質	遺伝的相関性	33
MET	7q31	肝細胞成長因子受容体	遺伝的相関性	31
*NLGN*3	Xq13.1	シナプス形成分子	稀な遺伝子変異	30
*DISC*1	1q42.1	神経突起伸長	症候群	28
*AUTS*2	7q11.22	遺伝子発現制御	稀な遺伝子変異	27
*FOXP*2	7q31	転写制御因子	稀な遺伝子変異	27
*GABRB*3	15q11.2-q12	GABA受容体	遺伝的相関性	27
*SYNGAP*1	6p21.3	シナプス形成分子	稀な遺伝子変異	27
*NLGN*4*X*	Xp22.32-p22.31	シナプス形成分子	稀な遺伝子変異	26
*RBFOX*1	16p13.3	選択的スプライシング制御	遺伝的相関性	26
*SCN*1*A*	2q24.3	電位依存性ナトリウムチャネル	稀な遺伝子変異	25
*SCN*2*A*	2q23-q24	電位依存性イオンチャネル	稀な遺伝子変異	25
*SRIN*2*B*	12p12	グルタミン酸受容体	遺伝的相関性	24
*CDKL*5	Xp22	タンパク質リン酸化	症候群	22
*DPP*6	7q36.2	電気的神経伝達	遺伝的相関性	21
*MBD*5	2q23.1	エピゲノム関連分子	稀な遺伝子変異	20
*NF*1	17q11.2	シグナル伝達分子	稀な遺伝子変異	20
*SLC*6*A*4	17q11.1-q12	セロトニントランスポーター	遺伝的相関性	20
*GRIN*2*A*	16p13.2	グルタミン酸受容体	遺伝的相関性	19
*SLC*25*A*12	2q24	陽イオントランスポーター	遺伝的相関性	19
*UBE*3*A*	15q11.2	エピゲノム関連分子	遺伝的相関性	19

表5－1　「シモンズ財団」が運営するウェブサイト「ＳＦＡＲＩ」にリストアップされた、もっとも研究が進んでいる30個の自閉症関連遺伝子

思ってください。

今後はさらに増えて、なんらかの関連性が見つかる遺伝子は1000個を超えるかもしれません。自閉症は多様な症状を含む疾患なので、それも当然といえば当然です。自閉症とは、きわめて多くの遺伝子が関係している「多遺伝子疾患」なのです。

ただし、ここで決して、みなさんに勘違いしていただきたくないことがあります。

自閉症が「遺伝子の異常によって起こる」ことと、「親から子に遺伝する」ことは、必ずしも同じではないということです。親の異常がそのまま子に遺伝することもあれば、親は正常なのに子の遺伝子に新たに変異が生じることもあるからです。「子が自閉症なら親も自閉症」と決めつけられるような、単純な話ではないのです。このことについては、のちほどくわしく述べることにしましょう。

遺伝子の予備知識①DNAと染色体のあいだ

遺伝や遺伝子に関わることについては、このほかにも、基本的な知識が広く定着していないために誤解されている面が多々あります。

たとえば、私はここまで当然のように「DNA」「遺伝子」「ゲノム」「染色体」といった言葉をつかっていますが、これらはどれも似ているようで、微妙に意味が違います。しかし、どうつかい分ければよいかを自信をもって答えられる人は多くはないのではないでしょうか。

そのあたりの認識が曖昧なままだと、「遺伝子の異常」というときに、それが何を意味するのかも正確に理解することができません。

そこでここからしばらくは、遺伝についての基本的で、かつ重要な予備知識についておさえていくことにします。遺伝と自閉症の関係を理解するためにも、遠回りのようでもそれが近道ではないかと思いますので。

DNAが二重らせん構造をしていることはみなさんご存じかと思いますが、まずはもう少し、そのしくみをくわしく説明しておきます。

前述したように、DNAは糖（正確には五炭糖＝デオキシリボース）、リン酸、そして塩基から構成されています。DNAをつくるこれらのユニットひとつひとつを「ヌクレオチド」といいます。ヌクレオチドが図5－2のような形状で数十万～数千万個ほどもつながって、DNAをつくっているのです。

少し込み入った話になりますが、このとき、塩基がつながる方向にはルールがあります。あるヌクレオチドの五炭糖《ごたんとう》の5番目に位置する炭素を「5′末端《まったん》」、次のヌクレオチドの五炭糖の3番目の位置の炭素を「3′末端」といって、5′末端と3′末端がつながるのです。つまり、ヌクレオチドはレゴのブロックのように、結合するときの向きが決まっているわけですね。5′末端と3′末端という言葉はのちのち、DNAの方向を表すときにつかいますのでご記憶ください。

さて、DNAはこうしてつくられているわけですが、その二重らせんの幅は、たった20オングストロームしかありません（1オングストロームは0・1ナノメートル）。きわめてかぼそい糸なので、非常に絡《から》まりやすくなっています。そこで、おかしな絡まり方をしないように、二重らせんは「ヒストン」という糸巻きのようなタンパク質に巻きとられています。この構造のことを「ヌクレオソーム」と呼びます。ちょうどビーズが数珠つなぎになったような構造です。この直径が10ナノメートルくらいです。

このヌクレオソームも折りたたまれて「クロマチン」と呼ばれる構造になります。さらに、このクロマチンが折りたたまれることにより、細胞の分裂期には、光学顕微鏡でも見えるほどの太さ1400ナノメートルくらいの構造になります。これが「染色体」で

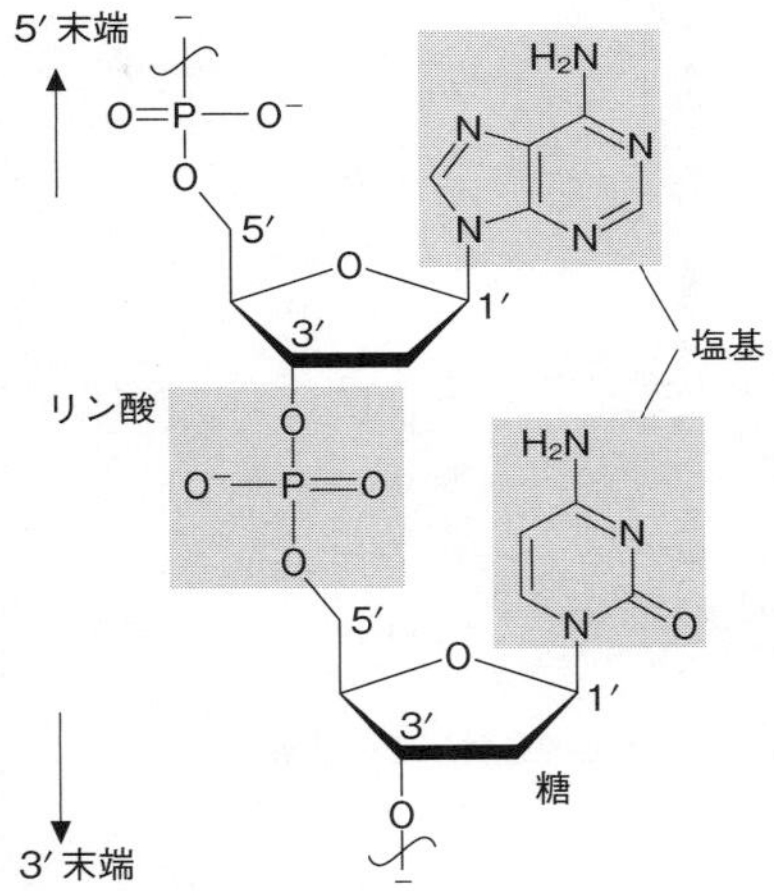

図5-2　DNAを構成するヌクレオチド
ヌクレオチド（グレーの部分）がつながってDNAとなる

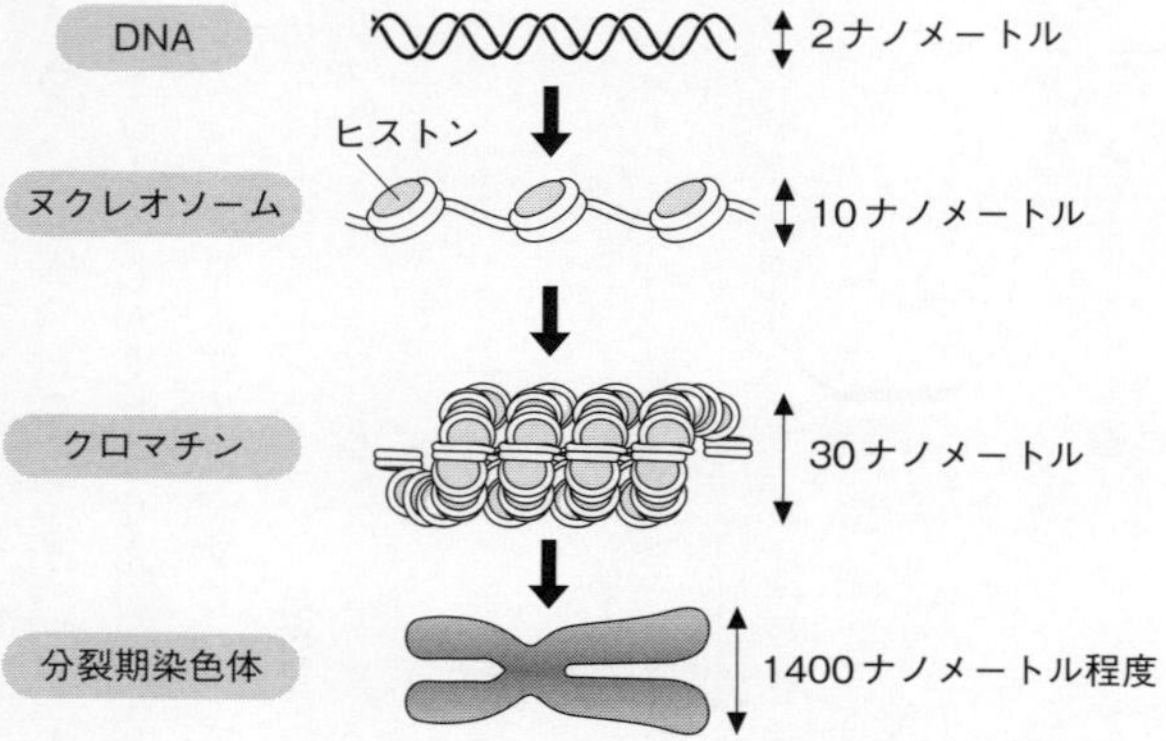

図5－3　ヌクレオチドから染色体までの階層

す。

染色体とはもともと、細胞が分裂する際に塩基性の色素で染めると、濃い色になる糸のような部分があることが発見されて、そう名づけられました。1842年のことです。

その後、1865年にメンデルが遺伝の法則を発表しますが、染色体が遺伝に関係していることがわかるまでには、それから半世紀もの時間がかかりました。1902年に米国のウォルター・サットンがバッタを用いた実験によって初めて、染色体が両親から受け継ぐ遺伝の実体に関係していることを提唱したのです。

DNAと染色体のあいだには、このような物質レベルの階層があります（図5－3）。そして、DNAや染色体こそが、遺伝情報をもつ「遺伝子」なるものを構成する実体ということができます。染色体、DNA、遺伝子の関係は、およそこのようなものです。

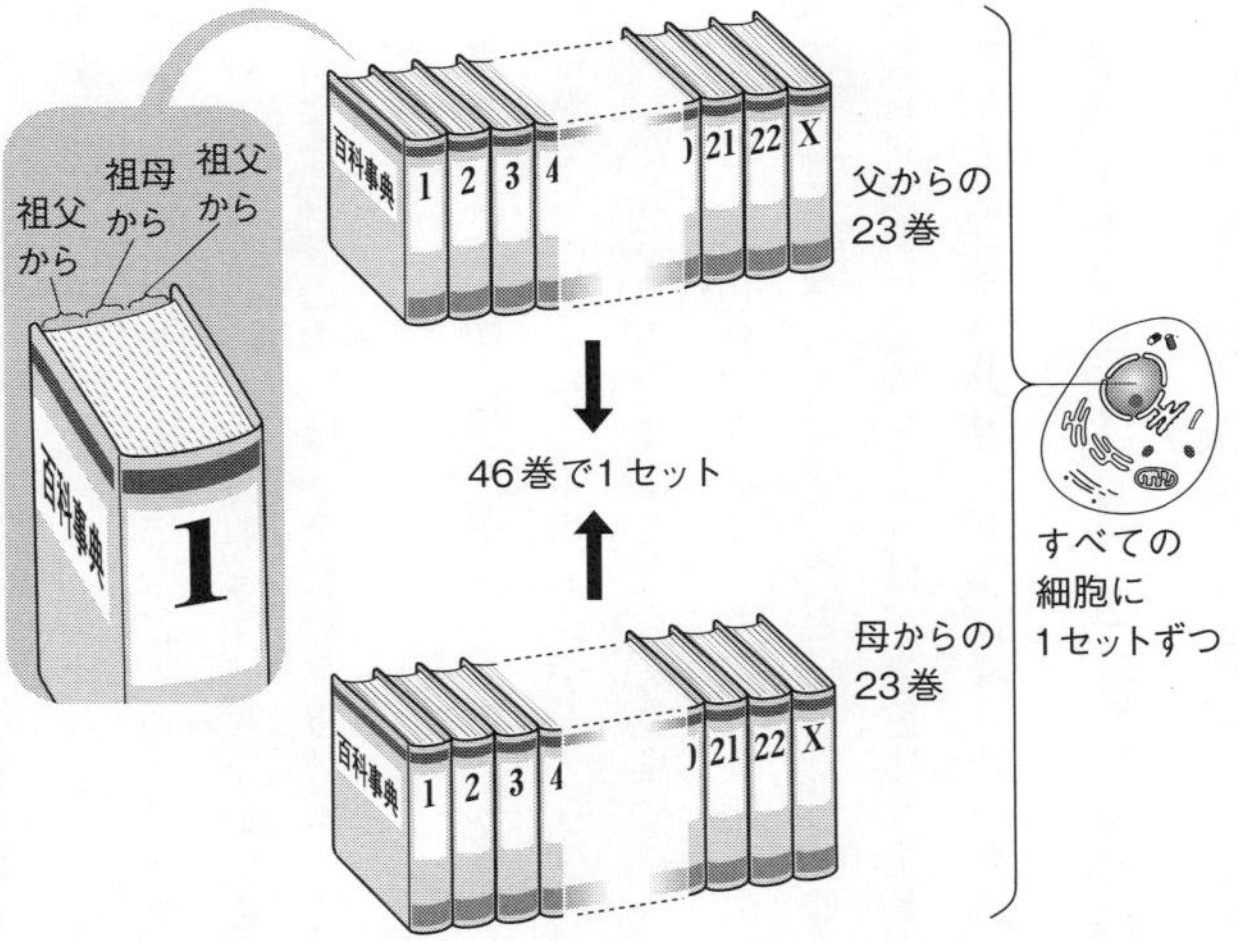

図5－4　染色体は23巻の百科事典が２セットあるようなもの

遺伝子の予備知識②
染色体は23巻の百科事典

染色体の数は、動物の種によって異なりますが、人間の場合、ひとつの細胞核には46本の染色体が入っています。

人間は基本的に、父親と母親の生殖細胞から22本ずつ染色体を受け継ぐので、22対×２で44本。それに加えて、男性の場合はX染色体とY染色体を１本ずつ受け継ぎ、女性の場合はX染色体を２本受け継ぐので、計46本になるわけです。

これは、23巻の百科事典が2セット入っているようなものだと思ってください（図5－4）。母親の卵子と父親の精子にはそれぞれ23巻（1セット）の百科事典が入っていて、それが合体することで、受精卵は新たに23巻が2セットある百科事典をもつことになるわけです。

実はさらにややこしいことに、母の卵子が形成される際に、祖父と祖母に由来する百科事典の巻は、ランダムに分配されます。精子形成の場合も同様です。したがって、卵子や精子に由来する新たな23巻の中には、それぞれ母方もしくは父方の祖母由来のものと祖父由来のものとが混在しています。

また、「染色体の組み換え」という現象があるために、たとえば母方由来のセットの中のひとつの巻でも、第1巻の1ページから299ページまでは祖母由来、300ページ以降は祖父由来といった混ざり方をすることもあります。

しかし、染色体においていちばん大事なのは、とにかく1セット中に1巻から23巻までが、すべて揃っていることです。たとえ冊数は23冊あっても、第5巻が欠けていて第8巻が2冊あるような百科事典では困るように、染色体も1番〜22番がすべて2本ずつ揃っていて、さらにX染色体やY染色体を合わせて46本にならなければいけないのです。

遺伝子の予備知識③「二重らせん構造」はなぜ重要なのか

繰り返しますが、DNAにはアデニン(A)、グアニン(G)、チミン(T)、シトシン(C)

という4種類の塩基があり、これらの塩基配列がどうなっているかで遺伝情報が決まります。

DNAがこのような遺伝子の実体としての化学物質であることを発見したのは、ロックフェラー病院（米国ニューヨーク市）の医師オズワルド・エイブリーでした。それまでは、生物の遺伝情報は細胞のタンパク質なのではないかという考え方が主流だったのですが、1944年に肺炎双球菌を用いた実験によりエイブリーは、タンパク質が遺伝子の本体ではないことを証明します。そしてさらに、その本体がDNAであることを突きとめたのです。

当初は多くの専門家が、その画期的な発見を半信半疑で受けとめていました。まさかAGCTというたった4種類の塩基だけで、複雑な遺伝情報を規定できるとは思えなかったからです。

しかし1952年に米国のアルフレッド・ハーシーとマーサ・チェイスが、T2ファージという細菌に感染するウイルスを用いた実験により、タンパク質は遺伝情報とはなりえず、DNAが遺伝物質であるという証明をおこないました。彼らはDNAとタンパク質をそれぞれ放射性同位元素によってマーキングし、T2ファージから宿主の細菌に侵入するのは、タンパク質ではなくDNAであることを突きとめたのです。

さらに1953年、ジェームズ・ワトソンとフランシス・クリックがDNAの二重らせん構造を発見したことにより、遺伝物質として本質的に重要なのはDNAであることが直感的に、科学者たちに広く認知されることとなりました。

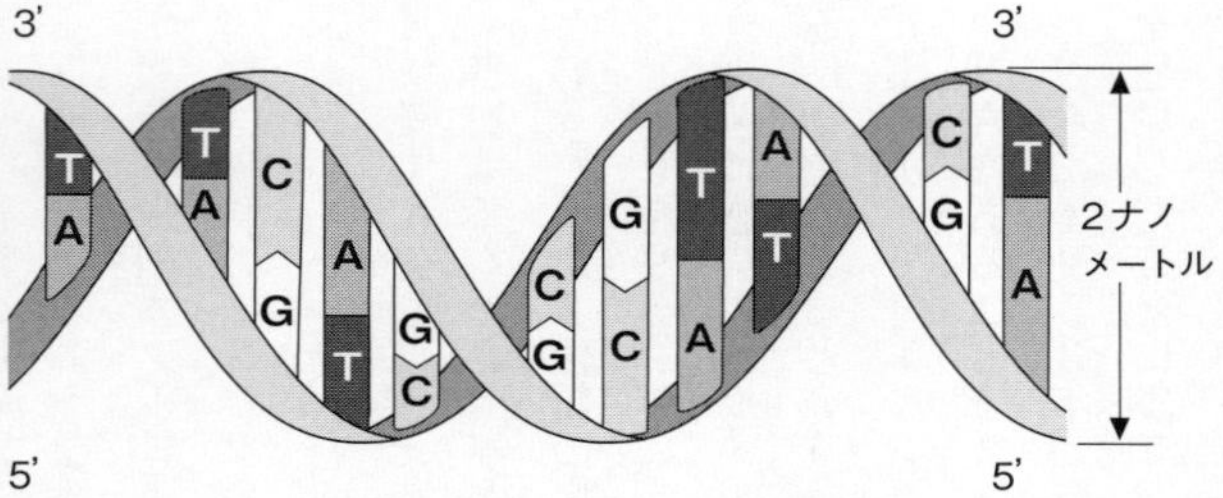

図5－5　DNAの二重らせん構造

DNAの二重らせん構造とは、図5－5のように、AGCTの4種類の塩基をもつヌクレオチドのつながりが2本、逆向きに並んでいて、Aは必ずTと、Gは必ずCと対になっているものをいいます。この構造は「相補《そうほ》的」と呼ばれ、二重らせんの一方を鋳《い》型《がた》にしてもう一方をつくっていくことで、どこまでも同じものをつくることができます。このような性質をもっていることこそが、DNAが遺伝物質として重要であることの何よりの根拠となったのです。

また、二重らせん構造は、より小さい体積で多くの情報を載せられることから、4種類の塩基でも複雑な遺伝情報を伝えることもできます。

DNAの二重らせんモデルを提唱したワトソンとクリックは、モデルを立てるうえで必要なX線構造解析データを彼らに提供したとされるモーリス・ウィルキンスとともに、1962年のノーベル生理学・医学賞を授賞しました。しかし、DNAが遺伝物質であることを最初に突きとめたエイブリーは、残念ながらノーベル賞の栄誉に浴することはありませんでした。また、ＤＮＡのＸ線構造解析データそのものを得たのはウィルキンスではなく、同じ研究所のロザリンド・フランクリンという女性科学者でしたが、彼女もまた、報われることはありませんでした。このあたりの人間ドラマはとても面白いのですが、他書に譲ることにしましょう。

遺伝子の予備知識④3個の塩基による暗号

ところで、生命はタンパク質なしには生きていけません。脳細胞、皮膚、骨、血液などの構造物をつくったり、体内で酵素や抗体になったり、運搬役として働いたりと、生物の体では実に多種多様なタンパク質が機能しています。

タンパク質の種類は、アミノ酸のつながり方で決まります。使われるアミノ酸は20種類。塩基は4種類しかないのに、です。もしひとつの塩基がひとつのアミノ酸に対応しているとすれば、4種類のアミノ酸しかつくれません。だからこそ、かつてはＤＮＡが遺伝子の本体であることが疑問視されたのです。

では、ＤＮＡはどのようにして、これだけのアミノ酸をつくりだしているのでしょうか。そのからくりは、複数の塩基を組み合わせることにあります。

かりに4種類の塩基を2個ずつ、ＡＣ、ＡＴ、ＡＧのように組み合わせれば、4×4＝16通り

第1文字 ＼ 第2文字	U	C	A	G	第3文字
U	フェニルアラニン ロイシン	セリン	チロシン 終　止	システイン 終　止 トリプトファン	U C A G
C	ロイシン	プロリン	ヒスチジン グルタミン	アルギニン	U C A G
A	イソロイシン メチオニン	スレオニン	アスパラギン リジン	セリン アルギニン	U C A G
G	バリン	アラニン	アスパラギン酸 グルタミン酸	グリシン	U C A G

表5－2　コドン表
3個の塩基の組み合わせでコードされるタンパク質を表す

の情報がつくれます。４通りよりはうんと増えますが、20種類のアミノ酸に対応するには少し足りません。では、ＡＣＴ、ＧＡＣ、ＴＧＡのように３個の塩基を組み合わせれば？　４×４×４＝64通りも情報をつくることができますね。これが「三つ組の遺伝暗号」（トリプレット・コドン）と呼ばれる巧妙なしくみです。

３個の塩基をどう組み合わせると、どのようなタンパク質がコードされるかを示したものを、コドン表といいます（表５-２）。

遺伝子の予備知識⑤
「転写」「翻訳」の基本ルール

ただし、アミノ酸はＤＮＡの塩基からいきなりつくられているわけではありません。その前にＤＮＡからＲＮＡ（リボ核酸）がつくられる中間段階があ

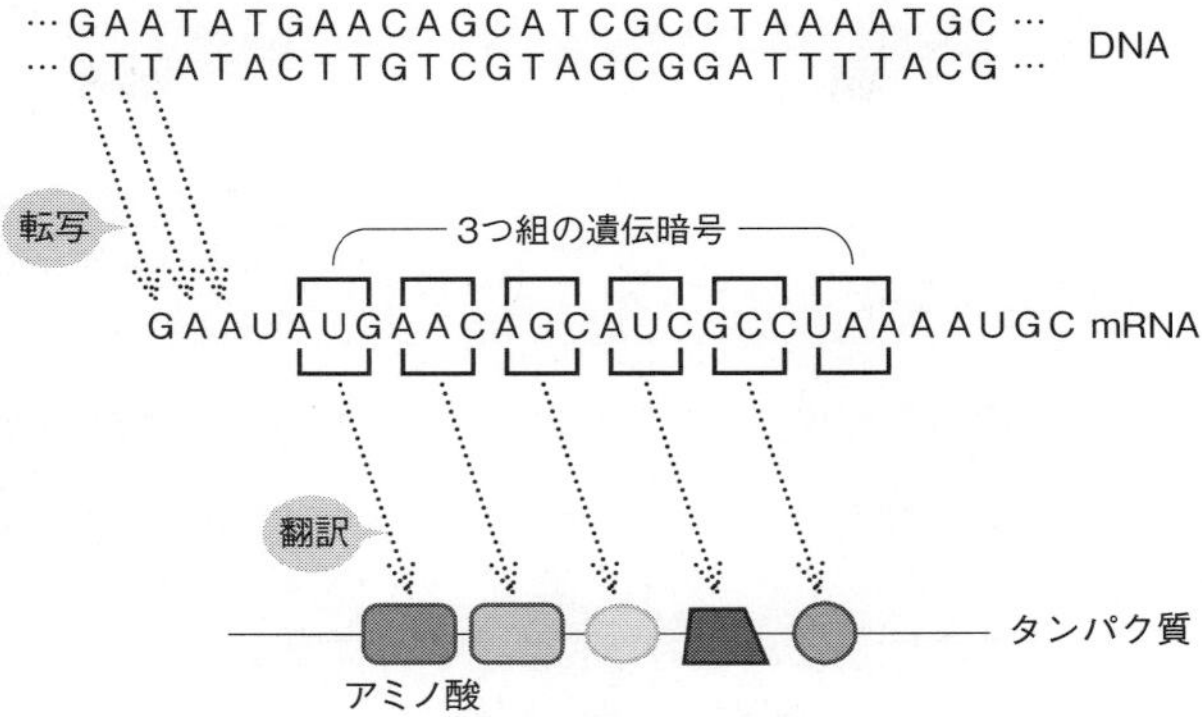

図5-6 「転写」と「翻訳」
DNAがRNAに転写され、RNAがアミノ酸に翻訳される

ります。これを「転写」といいます。転写によって「メッセンジャーRNA」「運搬RNA」「リボソームRNA」などがつくられ、次にはそれらのRNAが「翻訳」されて、アミノ酸になるのです（図5-6）。なお、転写の際にはAはU（ウラシル）という塩基と対になります。

しかし、膨大な数の塩基（をもつヌクレオチド）がつながっているDNAが、すべて転写されるわけではありません。タンパク質の鋳型となる遺伝情報をもっている、いわゆる「意味がある」まとまりだけが選択されて転写されるのです。

「遺伝子」とは、この「意味があるまとまり」のことと思っていただければいいでしょう。一般的には「DNA」と「遺伝子」は同じ意味合いで使われることも多いのですが、DNAにはタンパク質の鋳型にならない部分も含まれています。タンパク質の鋳

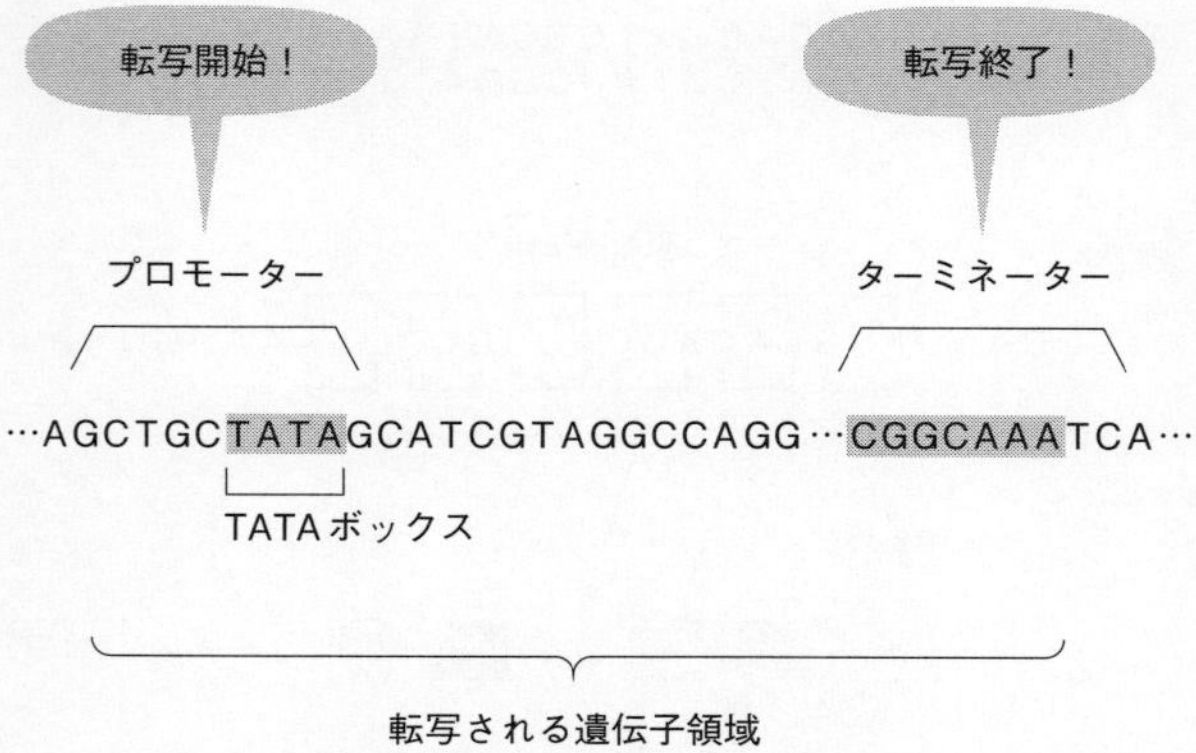

図5－7　転写の開始点と終了点
開始点となるプロモーター（TATAボックス）と終了点となるターミネーター

型となる領域は、むしろゲノム全体の1・5%程度しかないと考えられています（実はそのほかの部分にも大いに「意味がある」ことは後述します）。

さて、それでは転写のときにはどうやって、DNAの塩基配列の中から「意味がある」遺伝子の部分だけが選り分けられて、RNAに転写されているのでしょうか。

実は、DNAには転写開始点となる目印が仕込まれています（図5－7）。そこには通常は、「TATA」という4つの塩基が並んでいることが多く、この塩基配列は「TATAボックス」と呼ばれています。これが「ここから転写を始めて下さい」というサインになっているのです。転写が開始するのは、TATAボックスよりも少し上流にある「プロモーター」とい

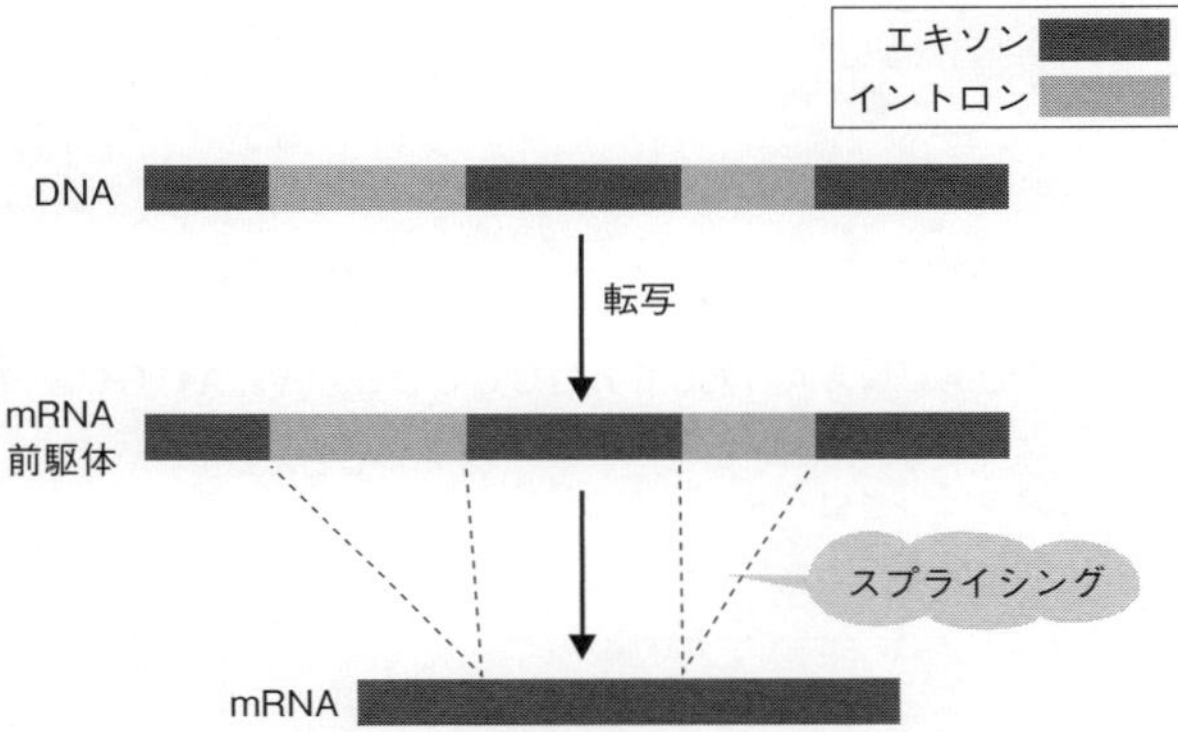

図5－8　エキソンとイントロン
スプライシングという操作によってイントロンが除去される

う部分で、ここにRNAへの転写を起こさせるタンパク質（基本転写因子）が結合します。

開始があれば、転写終了を指示するサインもあります。こちらは、GとCの割合が高くなっているあとにAが3個以上続く配列です。これを「ターミネーター」といいます。

また、DNAが転写されてつくられたRNAも、そのすべてが翻訳されるわけではありません。

私たちヒトを含め、細胞に核をもつ生物を真核生物といいます（核をもたないものは原核生物）。真核生物では、DNAの配列の中に「エキソン」と「イントロン」と呼ばれる塩基配列が交互に存在しています。エキソンにはタンパク質の鋳型となる部分が含まれていますが、イントロンはRNAから除去されてしまって、アミノ酸には翻訳されません（図5－8）。一見、無駄に思えるイントロンです

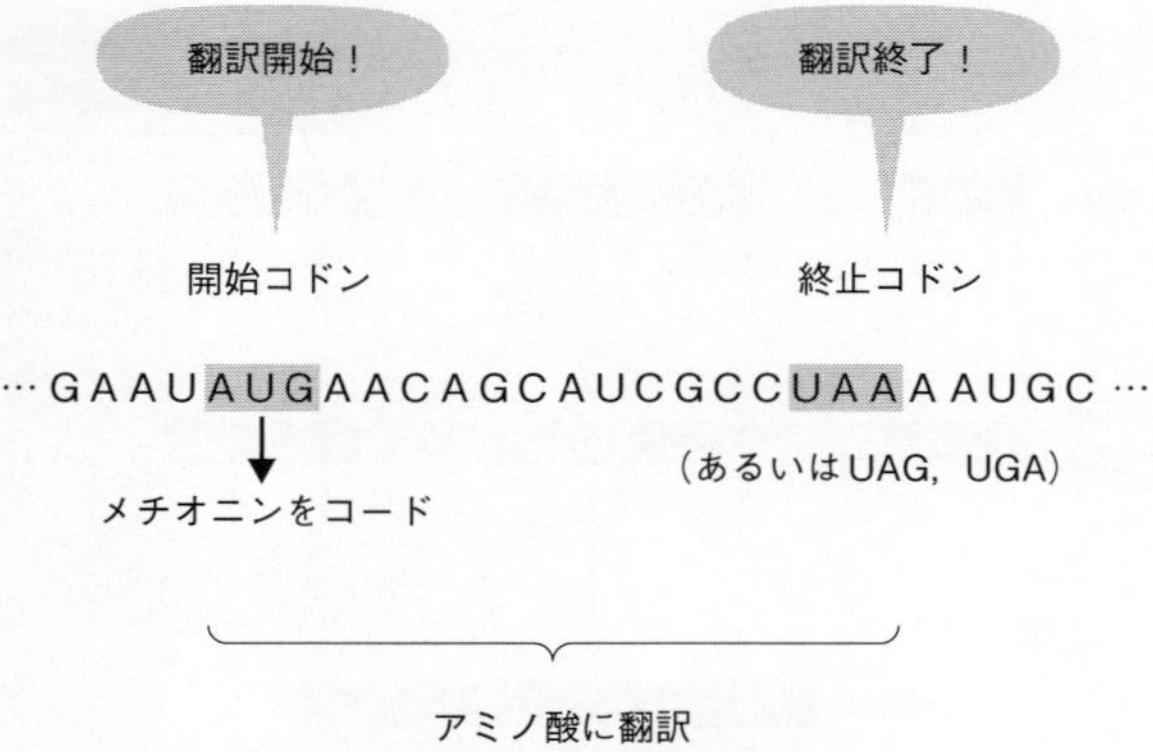

図5－9　翻訳の開始地点と終了地点
左：開始地点にはAUGが出てくる
右：終了地点にはUAA、UAG、UGAのいずれかが出てくる

が、原核生物である細菌には存在しないので、生物の進化の過程でDNAに書き込まれる遺伝情報が高度に複雑化した結果と思われます。実際、あとで述べるようにイントロンには重要な役割があることがわかってきています。

そしてDNAがRNAに転写されてイントロンが除去されたあとに、今度はエキソンの配列をアミノ酸の配列に翻訳するための「開始」と「終了」の目印があります（図5－9）。翻訳開始地点（開始コドン）は、AUGという塩基配列が出てくるところです。AUGは「メチオニン」というアミノ酸をコードしています（↓表5－2）。そして、翻訳終了地点（終止コドン）となるのは、UAA、UAG、UGAのいずれかが出てきたところです。

これらの基本ルールに従って、遺伝子はDN

AからRNAに転写され、さらにアミノ酸に翻訳されてタンパク質がつくられているのです。ちょっと複雑だったでしょうか？　でも私たちの体の中では、そして、その中に含まれる脳でも、日々、このような分子の営みがおこなわれています。「遺伝子は体の設計図」といわれることもありますが、遺伝子が働くのは、体をつくりあげる段階だけではないのです。

遺伝子の予備知識⑥DNAの変異

遺伝子からタンパク質がつくられるまでには、このように複雑なプロセスがあります。脳の発生もそうでしたが、関門が多ければ、ミスが生じるポイントもそれだけ多くなります。

細胞の中では活動のエネルギーをつくりだすために、つねにさまざまな「代謝」がおこなわれています。代謝とは、すなわち生体内で起きる化学反応です。たとえば「酸化」という化学反応が起こると細胞にストレスがかかり、それによってコピーミス、つまりDNAの塩基配列が変わってしまうことがあるのです。これを「変異」と呼びます。

DNAに変異を起こす原因となるものを「変異原」といいます。変異原にはこうした酸化ストレスのほかに、紫外線や電離放射線などがあります。また、細胞が増殖する際にDNAが複製されるときにも、コピーミスが生じます。

では、DNAの変異は、どのようにして生じるのでしょうか？

たとえば、ある遺伝子の中に、5′末端から3′末端の方向に、TTGという塩基の組み合わせがあるとしましょう。すると、二重らせんのもう一方をなす遺伝子は、AはT、CはGと対になるので、3′末端から5′末端方向にAACという組み合わせになります。こちらがタンパク質の鋳型となるわけです。

さらに、DNAがRNAに転写される際には、AはU、CはGと対になるので、AACが転写されると5′末端から3′末端の向きにUUGというRNAの組み合わせができます。これが最終的にはアミノ酸配列に翻訳されるわけです。これはコドン表（表5－2）を見ると、「ロイシン」というアミノ酸に対応していることがわかります。

このとき、もし最初のTTGの段階で、なんらかの変異原によりGがCに変異してしまうと、どうなるでしょう。

逆向きのAACとなるべきところはAAGとなり、それがRNAに転写されると、5′末端から3′末端の向きにUUCという配列になります。本当はUUGから翻訳されるロイシンをつくりたかったのに、これではフェニルアラニンというアミノ酸ができてしまうのです。このような変異を「ミスセンス変異」といいます（図5－10上）。

また、変異にはこのほかに、塩基がひとつ、変異した結果として、終止コドンに変化してしまうものもあります。これを「ナンセンス変異」といいます（図5－10下）。たとえばグルタミン

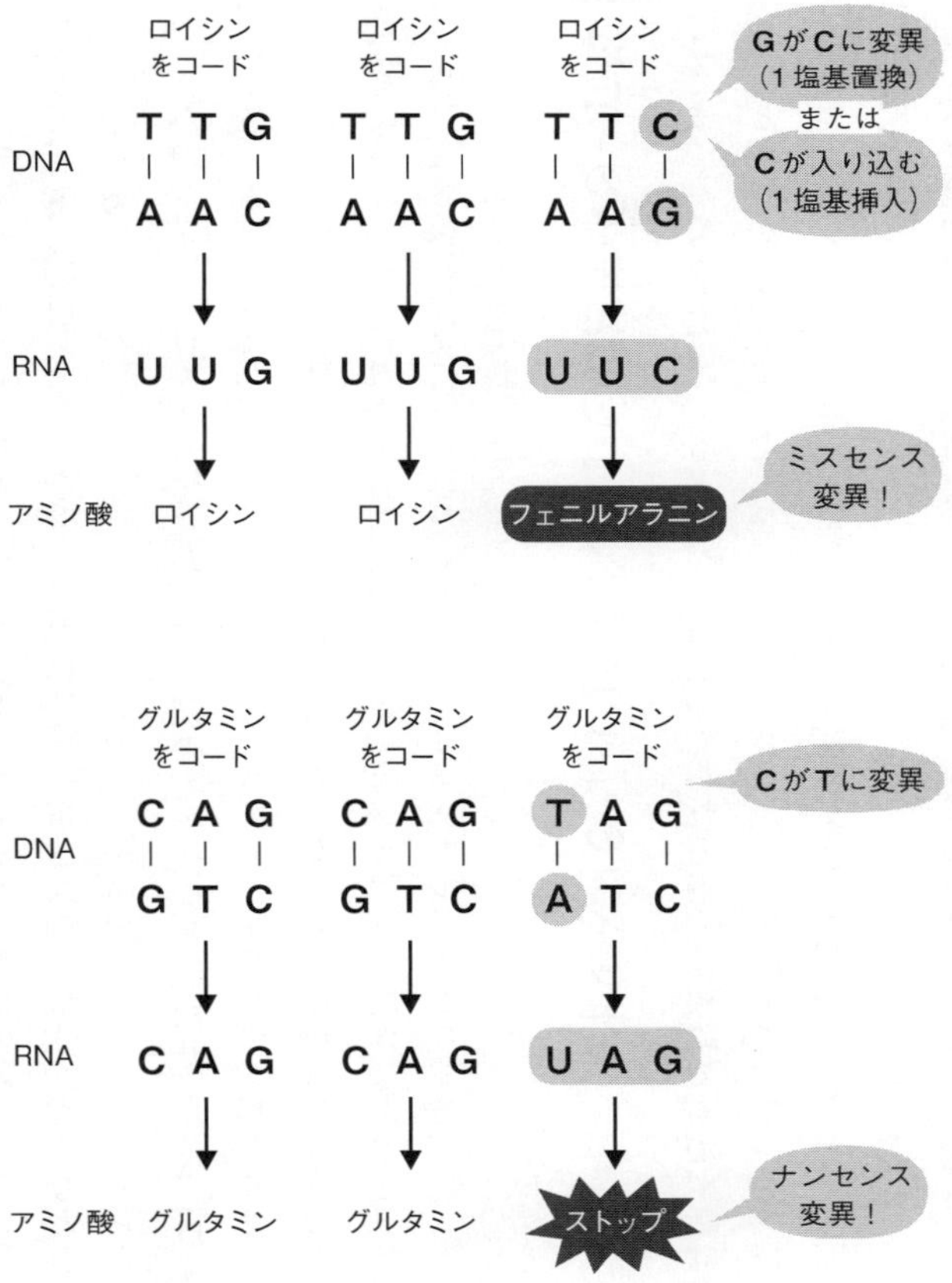

図5－10　ミスセンス変異とナンセンス変異
上：ミスセンス変異
ロイシンをコードするＴＴＧのＧがＣに変わってしまったためにフェニルアラニンが合成される
下：ナンセンス変異
グルタミンをコードするＣＡＧのＣがＴに変わってしまったために終止コドンが合成され、翻訳が止まってしまうをコードするCAGという塩基の組みあわせのうちCが、何かの理由でTに置換したら、最終的にできるアミノ酸はUAGとなり、これは終止コドンなので翻訳がおこなわれなくなってしまいます。

これらの変異は、DNAの塩基が1個、別のものに変わったり（1塩基置換）、塩基配列の途中に1個、よけいな塩基が入り込んだり（1塩基挿入）するだけで起こります。

DNAにこのような変異がしばしば起きては大変なので、生物はDNAの傷を治すしくみを発達させてきました。これが「DNA修復」というメカニズムです。2015年のノーベル化学賞は、DNA修復の発見に貢献したトーマス・リンダール、ポール・モドリッチ、アジズ・サンジャルの3氏に授与されました。

遺伝子の予備知識⑦「いつ」「どこで」のスイッチ

ここまでみてきただけでもタンパク質がつくられる過程は複雑ですが、話はさらに込み入っていることがわかってきました。RNAに転写されたあとに除去されて、タンパク質の鋳型にならないイントロンでさえ、その変異は人体に悪影響を与えかねないというのです。どういうことか、説明しましょう。

タンパク質の合成には「何を」つくるかという情報だけではなく、「いつ」つくるか、「どこで

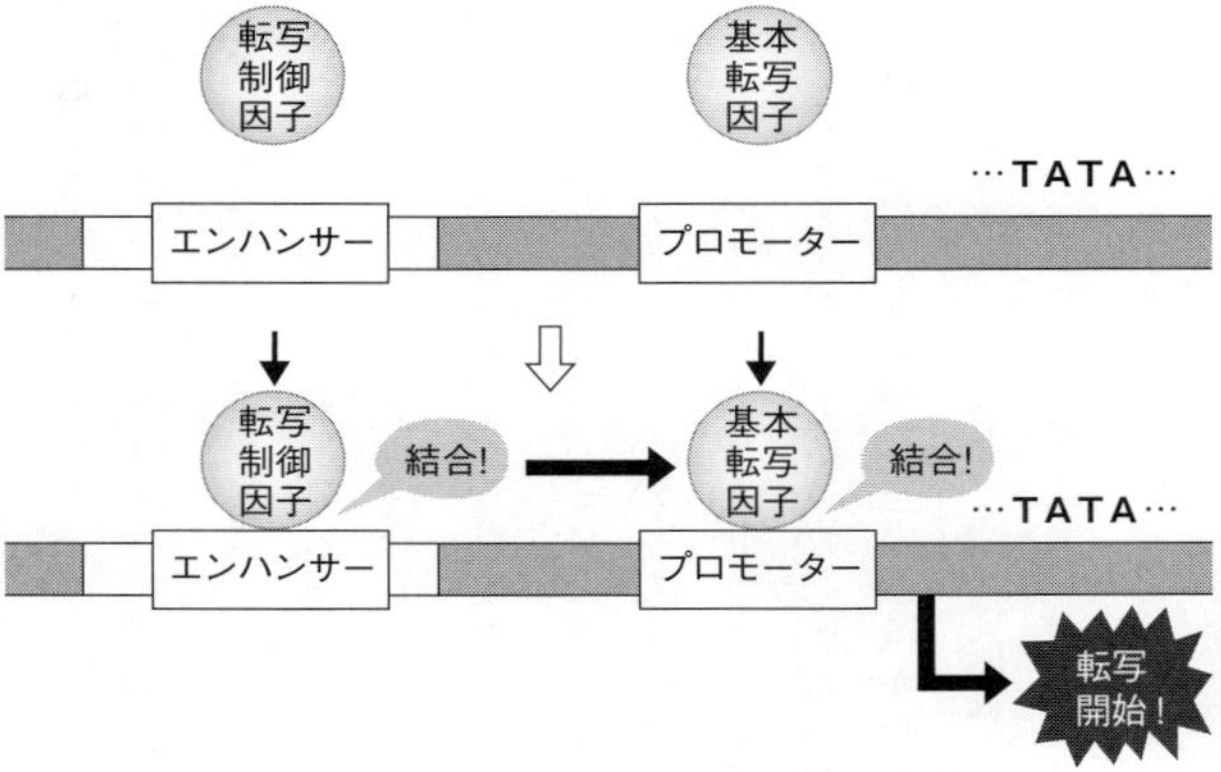

図5－11　エンハンサーと転写制御因子
エンハンサーに転写制御因子が結合すると転写のスイッチが入る

（どの細胞で）」つくるかという情報も必要です。アミノ酸をつくる材料は正しく揃っていても、転写のタイミングや場所が不適切であれば、不具合が生じる可能性があるのです。オーケストラで、ひとりが一小節ずれたメロディを弾いたら、音列は正しくても全体の演奏がおかしなものになってしまうのと同じです。

したがってＤＮＡの遺伝情報には、転写の「オン／オフ」をコントロールしている部分があります。「エンハンサー」と呼ばれる、短いＤＮＡ配列部分です（図５－11）。これがタンパク質の鋳型を「いつ」「どこで」つくるかを決めているのです。

たとえば、私が研究しているパックス６という遺伝子の場合、眼の原基における転写と、脳の原基における転写は、別のエンハンサーによって制御されています。それぞれの転写に適したタイミングと場所が異なるため、別々にコントロールされていることがわかります。

頃はよし、とエンハンサーが指示を出したときに転写のスイッチを押すのは「転写制御因子」と呼ばれるタンパク質です。エンハンサーに転写制御因子が結合することで、「いま」「ここで」のスイッチが押され、プロモーターが転写を開始することになります。

これまでの遺伝学では、タンパク質をコードする塩基配列の変異が大きな研究テーマでしたが、発生や発達の異常を解明するにはエンハンサーもきわめて重要な存在であることが認識されてきました。そしてエンハンサーは、無駄な部分としか思われていなかったイントロンの中にも存在していることがわかったのです。イントロンに変異が起これば、エンハンサーが正しく働かず、タンパク質の合成が正しくおこなわれなくなる可能性があるのです。

実は最近では、DNAから転写されるRNAの中には、イントロン以外にもタンパク質の鋳型にはならないものが、思いのほかたくさんあることもわかってきました。このようなRNAは、「ノンコーディングRNA」と呼ばれています。

次世代シーケンサーによって全ゲノム解析が可能になったことで、今後はこうした未知の領域についても解明されていくはずです。

遺伝子の予備知識⑧ゲノムとは何か

ここまで説明もなくつかってきましたが、「ゲノム」という言葉も、DNAや遺伝子と似ていて区別がつきにくいかもしれません。これは、それぞれの生き物がもつ遺伝子の「総体」のことです。たとえば私たちヒトの「ヒトゲノム」とは、およそ2万個の遺伝子群と、それ以外の部分を含めたひとまとまりのことをいいます。

ただし、人間がみんな同じゲノムをもっているわけではありません。

たとえば親戚関係ではない男性どうし、もしくは女性どうしは、それぞれのゲノムを比べると0・1％程度の違いがあります。男性と女性の場合、Y染色体（男性にだけある染色体）の大きさがX染色体（女性に2本ある染色体）の3分の1程度しかなく、そこに乗っている遺伝子の数もX染色体の約200個に対してY染色体は78個しかないので、同性どうしよりも違いは大きくなります。ちなみに、男女のゲノムの差は0・3％程度、ヒトとチンパンジーは1・5％程度と見積もられています。

少し話がそれますが、Y染色体の遺伝子数が少なくても、人体をつくりあげるうえで支障はありません。ほとんどのことはX染色体が1本あれば事足ります。語弊を恐れずにいえば、男性のY染色体は「つけたし」のようなもので、その役割は個体を「オス化」させることなのです。

その意味で、聖書にある「アダムの肋骨からイブをつくった」という話は明らかに創作としても、かつてボーヴォワールが『第二の性』で「人は女に生まれるのではない、女になるのだ」と書いたのも、生物学的にいうなら正しくないということになります。基本形は女性であり、それがY染色体の遺伝子によって「男になる」と考えるのが自然だからです。

爬虫類のように卵のときに周囲の温度で雌雄が決まる生き物もあり、性決定のメカニズムは種によって異なりますが、少なくとも哺乳類のデフォルトはメスだといっていいでしょう。

ちなみにY染色体上にあって、男性化のプログラムの中で真っ先に働く遺伝子には「スライ」(*Sry*)という名前がついています。「Sex-Related gene on Y chromosome」という言葉の頭文字をとったものですが、*Sry*はSorry(すみません)の略語でもあるようなので「男ですみません」と覚えるとよいかもしれません。

話をゲノムに戻しますと、人間どうしのゲノムの個人差は親戚関係がなければ0・1%程度というのは、同じ祖先をもつチンパンジーやゴリラの個体差と比べて、実は少ない数字です。つまり人類のほうが、遺伝子のバリエーションが少ないのです。これはおそらく、人類の祖先は地球上のあちこちで同時多発的に生まれたのではないため、と考えられています。

実際、人類のミトコンドリアを解析してその起源をたどると、アフリカに存在したひとりの女性(ミトコンドリア・イブ)に行き着くという話もあります。ミトコンドリアはもともとは別の細菌が細胞に侵入して寄生した名残と考えられていますが、独自のDNAをもっていて、これは卵子を介して母親からのみ、子に伝わります。精子は核しか卵子に侵入しないからです。

したがってミトコンドリアの解析結果から、人類はごく少数の個体しかいない小集団からはじまって世界中に広がっていったと考えられ、そのためほかの霊長類と比べて、ヒトゲノムは同質性が高くなったのではないかとみられるのです。

余談として——近親婚が人類を進化させた？

かなり長くなりましたが、これでやっと、自閉症と遺伝子の関係をみていくための準備運動は完了です。「DNA」「遺伝子」「染色体」、そして「ゲノム」。似ているようで微妙に違うこれらの言葉の区別がみなさんにもつくようになったのではないでしょうか。

でも、さすがにくたびれたのではないかと思いますので、ここでちょっと脱線させていただきましょう。

初期の人類はごく少数の集団からはじまったと考えられる、といいました。だとすると、当時はいわゆる「近親婚」が起きやすい状態だったと思われます。

近親婚では生まれる子が先天性の病気や障害になりやすいので、昔から多くの社会でタブー視されていましたし、現在も多くの国で法律的に規制されています。父母のどちらか一方だけに遺伝子の変異があってもさほど大きな問題は生じませんが、近親婚の場合は双方が同じように傷ついた遺伝子をもっている可能性が高いので、その両方を受け継いだ子は病気や障害のリスクが高くなってしまうのです。

ただし、遺伝子の変異という現象は必ずしも悪いことばかりとはかぎりません。それがなければ、生物は進化しないからです。もしも遺伝子が変異しないままだったら、生命が地球に誕生して40億年たったいまも、私たちはちっぽけな細菌だったかもしれません。遺伝子のコピーミスで親とは違う形質をもつ変異体が生まれ、環境に適応して、同じような形質をもつ子孫を残すことで「新種」になる——簡単にいえばそれが、ビーグル号でガラパゴス諸島を航海したチャールズ・ダーウィンが考えた、生物が多様性を獲得するしくみ——すなわち「進化論」の本質です。もちろん、19世紀半ばのダーウィンは、遺伝子も遺伝子変異も知りえなかったのですが。

誤解している人も少なくないようですが、生物の進化に「目的」はありません。キリンの祖先は高い木の葉を食べるために首を伸ばしたわけではないし、カメは外敵から身を守るために甲羅をつくったわけではない。そのような形質をもった個体が突然変異、つまりはただの偶然によって生まれただけです。でもなんらかの理由があって、そのような変異をもった個体が進化の過程で選択されて、生き残ったのです。そうした意味では、生物は遺伝子の「傷」の蓄積によって進化し、多様化したといってもいいでしょう。

また、こういう考え方をする人もいます。

近親婚が多かったことで、たしかに初期の人類には、先天性の病気や障害をもつ人が多かったかもしれません。ほかの動物なら、そういう個体は生き残りにくいでしょう。

しかし人類はそこで、生きにくい個体とも共生できるように、さまざまな知恵をつかい、そうした個体を受け入れるための工夫を試みたのではないか。それによって社会のあり方が向上し、コミュニケーション能力も高まったのではないか、という考え方です。

そうだとすれば人類は、みずからの身体ではなく社会の体制を整えることで、変異体が生まれても環境に適応し、子孫を残せたのかもしれません。それはやはり、ある種の「進化」といえるのかもしれません。人類がそのようにして社会を進化させてこなければ、たとえば自閉症という「個性」も、早い段階で淘汰されていたのかもしれない、と思うのです。

親も子も自閉症になるケースは少ない！

では、ここまでに確かめた予備知識を活用しながら、あらためて自閉症と遺伝子の関係について考えていきましょう。

最初はさきほども述べた、自閉症は親から子への「遺伝」によって生じたものがすべてではない、という話です。この点は、何度でも強調しておく必要があります。

たとえば、父親の体細胞を調べても、母親の体細胞を調べても、そこに含まれている23巻の「百科事典セット」にはとくに異常がないのに、子の「百科事典」には文字の記載に間違いがあるという変異があります。これは「ドゥノボ（*de novo*）変異」と呼ばれています。

ドゥノボ変異は父母どちらかの生殖細胞、つまり精子か卵子がつくられるときに、コピーミスによって起きると考えられる変異です。精子や卵子はタネとなる幹細胞（精原細胞と卵原細胞）が分裂して、精母細胞や卵母細胞という段階を経て形成されますが、こうした分裂の際にコピーミスが生じるのです。

これは、父親や母親が自分でコントロールできることではありません。親の形質が子に受け継がれたわけではないのです。まして、その前の世代からの影響でもありません。

ここ数年間の研究で、ドゥノボ変異は父親側から受け継がれるケースが多いことがわかってきました。というのも、卵子の数は女性が生まれたときから卵巣の中にある数百個だけですが、精巣には精子のタネである精原細胞が厖大にあるうえに、それらが一個で1024個もの精子をつくることができるのです。一日につくられる精子の数は、5000〜数億個。それが生涯にわたって続くのですから、卵子の数とは比較になりません。しかも精原細胞は幹細胞として自分自身も増殖させますから、分裂の回数も卵子より多くなります。

だからコピーミスが起きるリスクは、精子のほうが卵子よりも圧倒的に大きいのです。

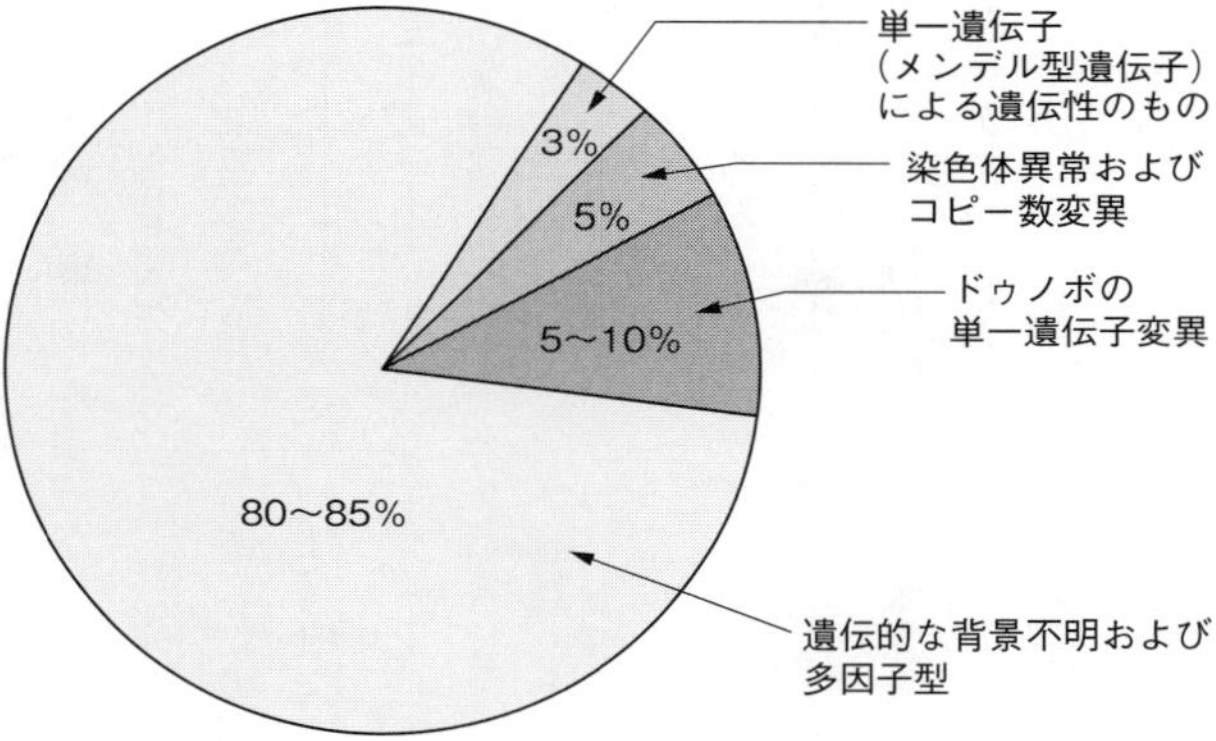

図5－12　自閉症と遺伝的な背景
ドゥノボ変異の割合が大きい（フロリダ大学小児科学のHPを改変）

では、自閉症のなかでは、ドゥノボ変異が原因と思われる症例はどれぐらいあるのでしょうか。自閉症と遺伝の関係を示した図5－12の円グラフをご覧ください。

いまのところ、自閉症のすべての症例のうち遺伝子の変異によることが明らかになっているものは、まだ13〜18％程度です。そして、ドゥノボ変異による症例は自閉症全体のうち5〜10％です。つまり、原因が遺伝子であることがわかっている自閉症の中で、ドゥノボ変異によるものが3分の1〜2分の1を占めているのです。これはかなり高い割合といっていいでしょう。

それに対して、親にも子にも同じ変異がある自閉症（つまり親も子も自閉症）をメンデル型遺伝の自閉症といいますが、その割合は約3％にとどまります。つまり100人の自閉症児のうち3人程度しかいないのです。「遺伝子の病気」というと「親から子に遺伝する」というイメージが強いかと思いますが、実はそうではないドゥノボ変異のほうが多いのです。

ところで、グラフにはもうひとつ、「染色体異常およびコピー数変異」という項目がありますす。染色体異常とは、前述した脆弱性X症候群のように染色体の一部に異常や欠損などがあるものです。コピー数変異とは、細胞分裂のときのDNA合成の際に、遺伝子情報をコピーする回数を間違えるという現象です。2回、3回とよけいにコピーしてしまう、あるいは一度もコピーされない、という二つのケースを合わせて、5％程度あることがわかっています。そしてこのコピー数変異も、親から子に受け継がれる場合もありますが、子の代で新たに生じる場合もあるのです。

もちろんこのグラフに示された割合はまだ未解明なところが多く、今後の研究の進展によって変わるでしょう。「不明」とされる80～85％は、遺伝子に問題があるかどうかもわかっていません。また、自閉症の診断が確立する以前に子どもの時期を過ごしたために、自閉症という診断名がつかなかった親が含まれていることも考えられます。

しかし、それらを割り引いても、子が遺伝子の病気だからといって、親も同じ病気をもっているとはかぎらないことを示唆するには十分なデータではないでしょうか。

遺伝子と自閉症の関係は、そもそも単純なものではないのです。このグラフの80～85％を占め

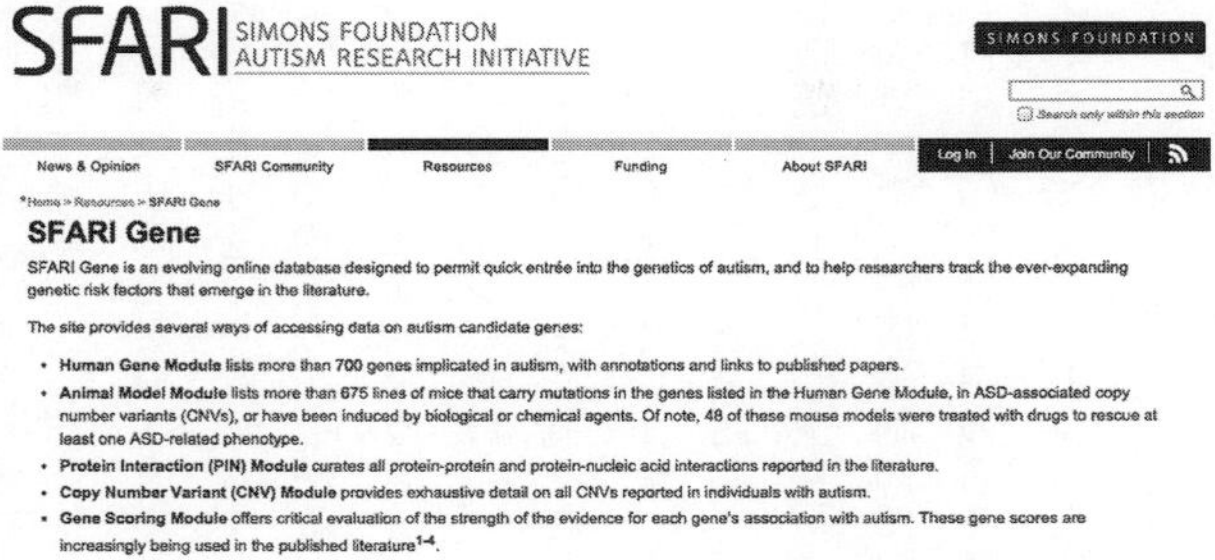

図5－13　米国のシモンズ財団が管理する自閉症支援機構のウェブサイト

る部分には、遺伝子との関係の有無がわからない「遺伝的な背景不明」だけでなく、「多因子型」も含まれています。これは一個の遺伝子では決まらないタイプの症状のことです。自閉症の症状には共通する「コア症状」もありますが、個々で異なる症状も多いので、病態と遺伝子が一対一の対応にはなりません。たとえば遺伝子A、遺伝子B、遺伝子Cのうちの一つが傷ついた程度ではとくに問題が起こらず、三つの変異がそろったときに症状が現れる、ということもあるかもしれません。80～85％の部分には、そういう可能性のある患者も含まれているのです。

自閉症に関連する遺伝子

さて、二万数千個ある人間の遺伝子のうち、現時点で自閉症との関係が明らかになっているのは800個ほどであることは、すでにお話ししました。この分野の研究の進展状況については、すでに紹介した米国のシモンズ財団が独自に、自閉症研究を支援する「SFARI」で最新の数字を逐次、アップデートしています（図5-13）。

それによると2015年12月の時点で、それら約800の遺伝子のうち675個については、その遺伝子をノックアウトしたモデルマウスがすでに作製されていました。さらに、そのうち48については治療方法を探るトランスレーショナルリサーチが進められています。どのような薬を投与すればモデルマウスの症状が改善するか、試行錯誤しているのです。

170ページに掲げた、もっとも自閉症との関係がよく研究されている遺伝子を30個挙げた表5-1をもう一度ご覧ください。これらのなかでもシナプス形成に関係する遺伝子についてもっとも研究が進んでいます。たとえばニューレキシン（NRXN）、シャンク（SHANK）、カントナップツー（CNTNAP2）、ニューロリギン（NLGN）などが代表選手です。シナプスで働く受容体遺伝子であるCACNA1やGABRB3なども、この表に含まれます。また最近では、次章で述べるクロマチンの構造制御に関わる遺伝子MBD5などにも注目が集まっています。

自閉症には世界中の研究者や研究機関が取り組んでいます。今後、自閉症の関連遺伝子はもっとわかってくるでしょうし、モデルマウスや治療実験のデータもどんどん蓄積されていくでしょう。私自身も神経発生学の専門家として、脳の発生に関わる遺伝子を研究しています。なかでも私たちのグループがとくに注目しているのが、第2章で紹介したパックス6です。

神経発生制御遺伝子「パックス6」

パックス6は「世界でもっとも研究されている神経発生因子」ともいわれ、世界中の研究者が激しく競争を繰り広げています。第2章で述べたように、そもそも私が自閉症を研究テーマとすることになったのも、「目鼻のできないラット」の研究をしていてパックス6と出会ったのがきっかけでした。

もともとパックス6は「スモールアイ」(*Small eye*)という眼が小さくなるマウスの原因遺伝子として見つかりました。一対の遺伝子の片方だけ変異していることを「ヘテロ接合」、両方とも変異していることを「ホモ接合」といいます。マウスではパックス6がヘテロ接合の場合に眼が小さくなり、ホモ接合の場合に眼が形成されなくなるのです(図2‐13参照)。

一方、人間には「虹彩《こうさい》」(日本人がいう「黒目」の部分)がほとんどない「無虹彩症」という先天異常があります。マウスのスモールアイと人間の無虹彩症は、それぞれ独立に遺伝学的研究が進められてきたのですが、1980年代後半に、その要因となる遺伝子座が対応する染色体領域にあることがわかりました。その後、ショウジョウバエにも眼のない変異体があることがわかり、その原因となる「アイレス(*eyeless*)遺伝子」が、マウスや人間のパックス6と同じ仲間であることが突きとめられました。

そのため当初は、第2章で述べたように、パックス6と眼の発生との関係性が注目されました。しかしやがて、パックス6は眼のみならず、さまざまな神経系の発生に関わっていることがわかってきました。

パックス6からつくられるタンパク質は、転写制御因子です。そう、予備知識の⑦で述べた、転写のスイッチをタイミングよく押している因子ですね。あるいはパックス6は「親分遺伝子」と呼んでもよいかもしれません。実行部隊である子分の遺伝子が大勢いて、彼らに号令を出して働かせるのが仕事だからです。私のような、研究室のボスのようなものかもしれません（笑）。それはともかく、その影響力の大きさから、パックス6は世界の研究者が競争にしのぎを削るテーマとなったのです。

ただし自閉症に関していえば、パックス6はマイナー選手です。なぜこの遺伝子が自閉症と関連づけられるようになったのか。そのヒントは、無虹彩症の患者に見いだすことができます。

パックス6欠損によるWAGR症候群と自閉症

無虹彩症の患者には、わずかな例外を除いて、ほぼすべてに無虹彩が見られます。その中には、他の疾患も合併するため「WAGR症候群」と診断される人がいます。世界でも数百例しか報告されていない非常に稀な症候群ですが、その略称に含まれる「A」とは「Aniridia＝無虹

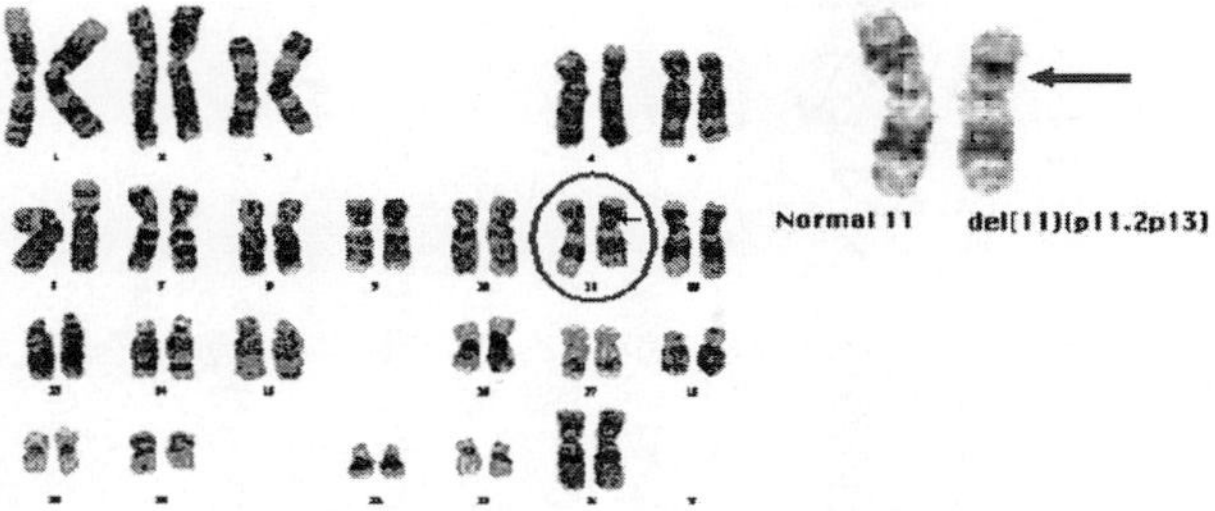

図5－14　WAGR症候群患者にみられる染色体の異常
11番の染色体の短いほうで11p13という領域が欠損している
（Min et al., Korean J Pediatr, 2008より）

彩」の頭文字です。

なお、「W」とは、ウィルムス腫瘍（Wilms' Tumor）と呼ばれる腎臓の腫瘍のことで、小児の腫瘍としては頻度の高いものです。「G」は泌尿生殖器異常（Genito-Urinary Anomalies）、「R」は精神発達遅滞（Mental Retardation）の頭文字です。つまりWAGR症候群は、無虹彩症のほかにこれらの疾患を併発するのです。眼の異常としては、無虹彩症のほかに緑内障や白内障をともなうこともあります。発症率は50万人に1人程度です。また、小児のうちから肥満（Obesity）を発症することもあり、その場合はWAGRO症候群と呼ばれることもあります。

WAGR症候群の患者は、染色体の一部に欠損がみられます。23番までの百科事典のセットのうち、第11巻、すなわち11番の染色体で、短い腕の「11p13」という領域がなくなっているのです（図5－14）。この欠損した領域を調べることによって、ウィルムス腫瘍の原因遺伝子である

WT1や、パックス6の遺伝子座が見つかりました。

さて、精神発達遅滞が見られるのであれば、WAGR症候群が発達障害とも近い関係がありそうなことは想像がつくでしょう。実際、WAGR症候群の患者の20%以上が、自閉症と診断されています。そのほかの精神疾患としては、うつや不安の症状、ADHD、強迫性障害を合併することもあります。

WAGR症候群なら必ず自閉症というわけではありませんが、20%はけっして小さな割合ではありません。自閉症との関連性が高いという意味で、WAGR症候群は脆弱性X症候群と同じようなカテゴリーに属するものと考えていいでしょう。脆弱性X症候群はX染色体の一部の欠損によるものでしたが、WAGR症候群は11番の染色体の一部の欠損によるものです。そして、この部分にパックス6が乗っているのです。

パックス6の変異が脳にもたらすもの

眼のないラットの研究からパックス6に出会ったことによって、私たちの興味の対象は「顔」から「脳」へと移っていきました。そして、眼ができないホモ接合個体(一対の遺伝子の両方に変異がある)の脳を解析することにより、パックス6遺伝子が脳の領域形成や、神経幹細胞からのニューロンの産生など(第2章参照)に関わることを明らかにしてきたのです。

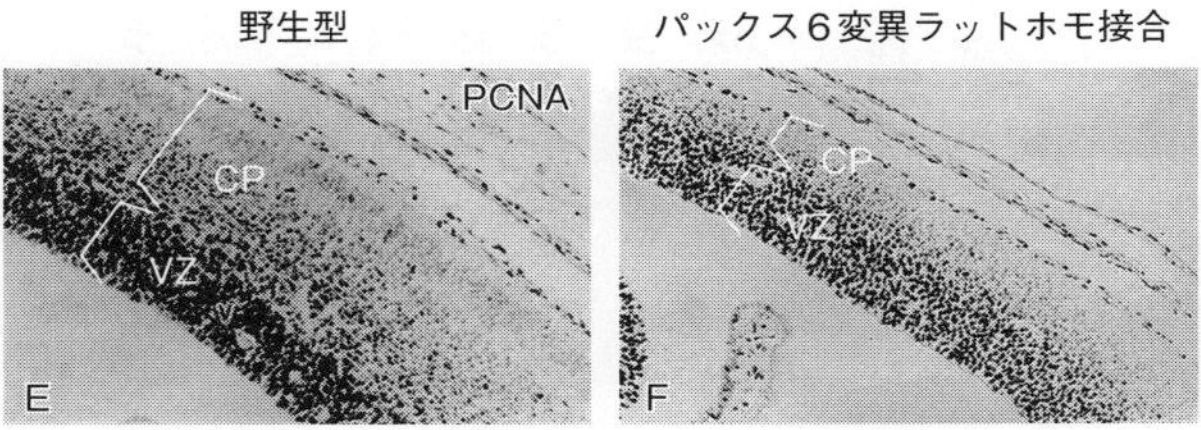

図5－15　パックス6変異ラット（ホモ接合）の大脳皮質原基
野生型（左）に比べて、目が形成されないホモ接合のパックス6変異ラット（右）では、神経幹細胞を含む脳室帯（VS）の細胞密度が減り、ニューロンから構成される皮質板（CP）が非常に薄くなっている
（Fukuda et al., Dev Brain Res, 2000を改変）

パックス6遺伝子がまったく働かないと、大脳皮質の厚みが非常に薄くなります（図5－15）。そして視床から大脳皮質への神経回路が形成されず、小脳も小さくなってしまいます。このようにパックス6が脳の構築に非常に重要であることが、私たちを含めた世界のいくつかの研究室によって証明されました。

脳の発生の研究と並行して、私たちはパックス6が変異したラットの行動を、現在、富山大学で研究をされている井ノ口馨先生のご協力により解析することにしました。眼が小さくなるヘテロ接合（一対の遺伝子の片方のみに変異）のラットです。

無虹彩症などの眼の病気で眼科を受診した人たちの中に、検査をするとパックス6の変異が見つかるケースがあります。その中には自閉症の症状や精神遅滞などをともなっている人もいて、いくつかの症例が報告されています。そこで、パックス6が変異したラットの行動をくわしく解析することで、自閉症発症のメカニズムに迫ることができるのではないかと考えたのです。

パックス6変異ラットはケージの中でふつうに飼っていても、特段、動きがヘンだったりはしません。ちゃんと交配して仔ラットを得ることも可能です。しかし、特別な行動解析のテストを実施してみると、野生型ラットとは異なる表現型を示すことがわかったのです。

私たちが見いだしたパックス6変異ラットの行動異常は、次のようなものでした。

■社会性の異常（攻撃性の増加、引きこもり傾向）
■母仔分離超音波発声の異常
■興味の限定
■感覚運動フィルター機能の低下
■記憶・学習の低下

これらは自閉症の三大コア症状である「社会性の異常」「コミュニケーションの異常」「常同性（興味の限定）」や、しばしば見られる感覚の異常、精神遅滞などに対応していると考えられます。

母仔分離超音波発声とは、生後1週間程度の間、子どものラットやマウスを母親から離すと、人間には聞こえない超音波の音域で鳴き声を発する行動です。これは「マザーコール」といって、仔が母親に探してもらって巣に連れて帰ってもらうために発すると考えられており、齧歯類の音声コミュニケーションを表す指標となっています。しかしパックス6変異ラットには、この行動が減っていたのです。

これは、自閉症の子どもが赤ちゃんのときにあまり泣かず育てやすいと思ったのに、実は言葉を話すのが難しいことにあとから気づいた、というエピソードに相当するのではないかと考えられています。実際に、自閉症遺伝子を改変したマウスで、マザーコールの減少が認められます。ちなみにこのテストのみ、生後1週間の時点でオスとメス両方を調べていますが、他の行動テストはオスのみでおこなっています。メスは性周期にともなう変動が多いために、成体を用いた行動解析にはあまり用いられないのです。

このように、一見、普通に見えるパックス6変異ラットの行動異常は、自閉症の動物モデルに似ていることがわかりました。

一方、ドイツの研究グループは、大脳皮質に限定してパックス6の働きを損なわせると何が起きるかを調べました。このような実験は、ラットではなくマウスを用いて遺伝子工学的におこないます。ラットでは遺伝子改変が難しいからです。

すると、このマウスでは大脳皮質を構成するニューロンのうち、上層のものが激減しました。行動レベルでは、感覚の統合や記憶形成に異常が生じました。このことからも、脳においてパックス6の機能が失われると、脳の構築や、その結果としての行動に不具合が生じることは間違いないといえるでしょう。

私たちも現在、ラットだけではなく、パックス6が変異したマウスを用いた行動解析にも取り組んでおり、パックス6変異ラットと同様の行動異常はパックス変異マウスにも生じているというデータを固めつつあります。

自閉症にみられる男女の違い

ところで、前述した2007年の自閉症コンソーシアムによる自閉症患者の全ゲノム解析では、パックス6と関連があるかもしれない興味深いデータが得られました。

図5-16は1~22番（およびX染色体）の染色体それぞれの変異と、自閉症の関係性を示したものです。右は男性だけの全ゲノムデータで、左は男性と女性をあわせたゲノムデータです。女性だけのデータは、後述する理由から用いられていません。グラフの横軸は染色体の番号、縦軸は「自閉症との関係性の強さ」を示すスコアのようなものだと思ってください。

いくつものピークが見えますが、興味深いことに、左のグラフの11番のところが、突出して高いスコアになっています。つまり、患者集団に女性も含まれたほうが、自閉症と（パックス6が存在する）11番染色体との関係性が強くなるというわけですが、これはいったい、何を意味しているのでしょうか？

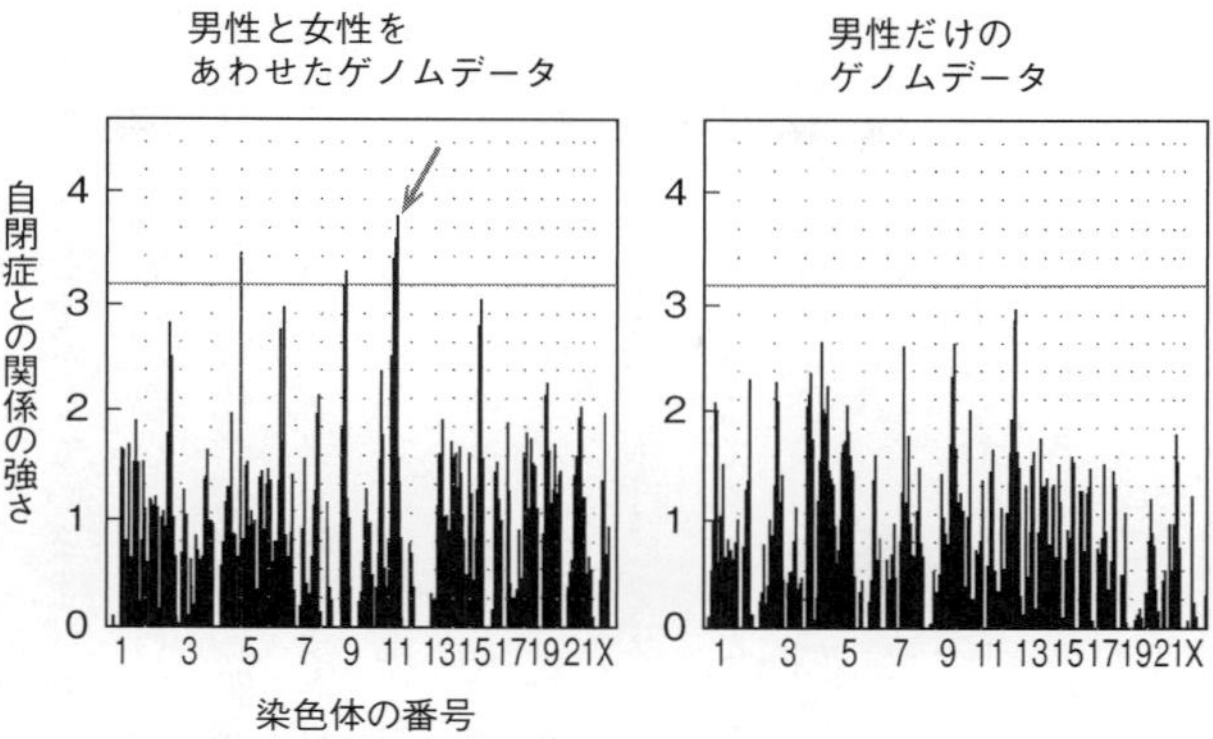

図5－16　2007年の米国での自閉症患者全ゲノム解析における男女差
左：男性と女性をあわせたデータ　　右：男性だけのデータ
（The Autism Genome Project Consortium, Nat Genet, 2007を改変）

自閉症における男女差についていえば、男性のほうが女性よりも、患者数はかなり多いことが遺伝子学的にわかっています。予備知識の⑧で述べたように、人体をつくるためのほとんどのことをしてくれるX染色体を男性は1本しかもたないので、もしX染色体上の遺伝子に変異が生じると、その影響を受けやすいのです。女性の場合は、もう一本のX染色体が残っていてカバーされる可能性が高いわけです。

脆弱性X症候群もその名のとおり、X染色体の異常によって男児に起こる病気ですし、そのほか、自閉症の症状を示すレット症候群なども、原因の遺伝子はX染色体上に載っています（ただし、レット症候群は女児に生じる疾患です。男児は傷ついた遺伝子の影響で発生初期に死にいたるためと考えられています）。

しかし、図5‐16の全ゲノム解析の結果は、自閉症にはX染色体以外の原因によっても男女差が生じることを示しています。発症数そのものは男性より少ないけれども、女性の発症例ではパックス6変異の影響を強く受けている可能性があるのかもしれません。

2009年に理化学研究所の脳科学総合研究センターで、吉川武男先生らによっておこなわれた自閉症患者の全ゲノム解析があります。このときは285例の自閉症患者の中から、パックス6に変異のあるケースが15例見つかりました。

そのうち、ミスセンス変異（予備知識⑥参照）、すなわちタンパク質をつくるアミノ酸が違ってしまうケースの一つは、2120人の非自閉症者には見いだされないユニークなものでした。そこで、この変異に注目してみると、自閉症の女児に見られたこのパックス6の変異は、父親から受け継がれたものであることがわかりました。本来なら塩基が「CC」となる部分が、この女児および父親は「CG」となっていたのです。一方、母親も長男も「CC」で、自閉症や眼の異常はありませんでした。ちなみに女児と父親には、眼の異常がありましたが、父親は自閉症とは診断されていませんでした。ただし、その父親が子どもだった30年前は診断基準が違うので、現在なら自閉症と診断された可能性がないわけではありません。

もう一つ、2015年に出た最新論文では、重篤な自閉症との関連が示される新たな遺伝子が報告されました。その名前を「デルタ・カテニン（*CTNND1*）」といいます（遺伝子にはみな、固有名詞がつくので面倒ですね……。でも発見して名前をつけた研究者にとっては、可愛い子どものようなものなのです）。

デルタ・カテニンの関与は、自閉症の女児がいる家系を多数集めておこなわれた遺伝学的解析から浮かび上がってきました。そして、実はこのデルタ・カテニンは、マウスの発生途中の大脳皮質や網膜において、パックス6の制御下にあるという研究成果が得られていたのです。

もしかしたら、パックス6の変異によって、パックス6の制御下にあるタンパク質（たとえばデルタ・カテニンのような）の働きが損なわれた場合は、男児よりも女児に大きな影響が生じやすいようなメカニズムがあるのかもしれません。

いずれにしろ、女性のほうが発症例そのものは少ないにもかかわらず、重篤な症例が多いということは、いま、この病気における大きな謎のひとつとなっています。それを解明するうえで、〝親分遺伝子〟であるパックス6がヒントになればよいと思っています。

脆弱性X症候群関連タンパク「FMRP」とパックス6との関係

パックス6の研究を進める一方で、私たちのグループでは、脆弱性X症候群の原因因子となっているタンパク質にも着目しています。

第1章で紹介した脆弱性X症候群の患者のX染色体の領域には「*FMR1*」という遺伝子が存在

していて、この遺伝子からは「ＦＭＲＰ」というタンパク質がつくられます。そして*FMR1*遺伝子に転写のスイッチを入れる部分には「トリプレットリピート」と呼ばれる、ＣＧＣという3つの塩基の組み合わせの繰り返し配列があります。普通の人では、この繰り返し配列は6〜45個くらいの長さなのですが、脆弱性Ｘ症候群の人ではとても長くなり、２００を超えることさえあります。そうなると正常に転写のスイッチが入らなくなるので、*FMR1*遺伝子が機能不全に陥り、ＦＭＲＰがうまく合成されなくなるのです。

ＦＭＲＰは、「ＲＮＡ結合タンパク質」といわれるものの一種です。シナプスで働くタンパク質のメッセンジャーＲＮＡを遠くまで運ぶ役割をしていることが知られています。ＦＭＲＰそのものが神経伝達に働くのではありませんが、シナプス分子の輸送を介してシナプスの機能に影響を与えるので、自閉症や精神遅滞の症状の鍵を握る、きわめて重要な存在といえます。

このＦＭＲＰが、できあがったニューロンだけではなく、発生中の脳の原基でニューロンを生み出す放射状グリアでも働いているという報告が２０１１年になされました。ＦＭＲＰが大脳皮質の発生途中にうまく働かなくなるように操作すると、ニューロンの産生が減ってしまうのです。この理由はまだ不明な点が多いのですが、細長い放射状グリアの端までメッセンジャーＲＮＡを運ぶにあたって不具合が生じた可能性があるのではないかと私たちは推測しています。

脆弱性Ｘ症候群において典型的にみられる精神遅滞は、ニューロンの機能不全の可能性もありますが、ＦＭＲＰがうまく働かないためにニューロンの産生数そのものが減ってしまっていることが原因かもしれません。すると、自閉症スペクトラム障害で多く認められる精神遅滞も、同様の理由でニューロン数の減少が原因となっている可能性もあるでしょう。

私たちがＦＭＲＰに注目しているのは、このタンパク質がパックス６の〝子分〟として働いている可能性があるとみているからです。パックス６とＦＭＲＰのどちらも、放射状グリアでも働いていることがわかっています。さらに私たちは、ＦＭＲＰをコードする遺伝子*FMR1*のスイッチを押す転写制御因子として、パックス６が働いている可能性を見いだしつつあります。

前述したように、パックス６はもともと、ＷＡＧＲ症候群に関係していることが注目された遺伝子です。脆弱性X症候群もＷＡＧＲ症候群も、精神遅滞や自閉症をともなうことが多いことを考えると、パックス６とＦＭＲＰの関係を突きとめることは自閉症を理解するうえで、きわめて大きな意味をもっていると期待できるのです。

脳と遺伝子の関係はまだ「細い糸」

ここまでみてきたほかにも、自閉症との関係が指摘される遺伝子はいくつもあります。とくにいま研究が進められている主流はさきほど名前をあげたような、シナプス形成においてさまざまな役割を果たしている多数のタンパク質です。もちろん、自閉症の病態はシナプス形成の問題だけでは説明できないでしょうが、多くの症状がそこに起因していることは間違いありません。

すでにシナプス形成に関わるタンパク質を決める遺伝子は20~30ほどわかっています。それらの遺伝子に傷があると、必要なタンパク質が合成されにくくなり、シナプス部分の結合が悪くなります。結果として、シナプスの働きに不具合が起こるリスクが生じるのです。

ただし、その影響がどれだけのものなのかは、まだよくわかっていません。ある遺伝子ひとつが欠けただけで自閉症的な症状につながるものもありますが、一方では、ある遺伝子が傷ついても別の遺伝子がつくったタンパク質で補われているということもあるのかもしれません。

脳の発生発達における遺伝子の働き方は、まだ多くの謎に包まれています。断片的な証拠はいくつか見つかってはいますが、そのつながりはまだ細い糸のようなものです。だから自閉症についても「自閉症を起こす遺伝子はこれだ！」などという言い方をできる段階にはまだ到底ありませんし、そのような軽率な判断は慎まなければいけません。

しかし、脆弱性X症候群やレット症候群などの自閉症をともなう症候群が遺伝子の異常によるものであることがわかって以来、この分野では世界中で地道な研究が続けられ、成果も少しずつ積み重ねられています。研究とは、資金や人材が集まれば集まるほど進展が加速されるものです。研究の意義が社会に広く理解されることによって、遺伝子レベルで自閉症が解明され、治療法が確立される日が近づいてほしいと願っています。

第6章

増加する自閉症にいかに対処するか

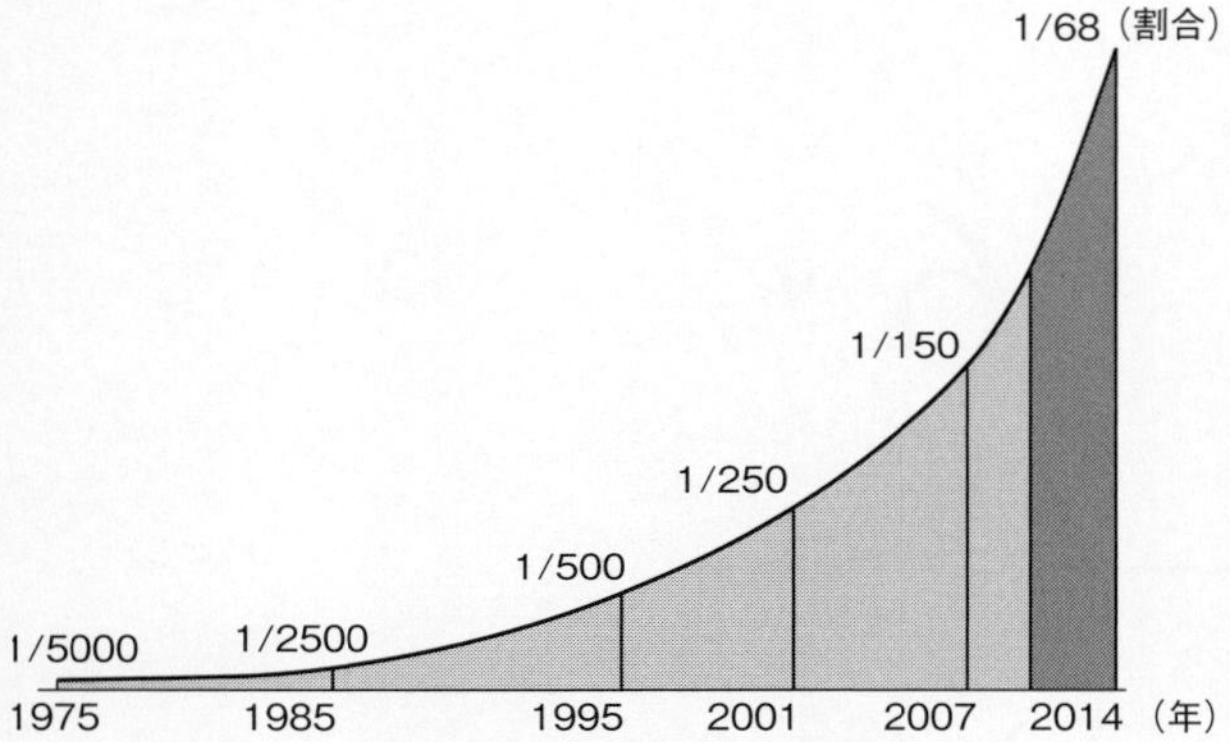

図6－1　自閉症の患者はこの40年間で急増している
（米国疾患管理予防センター（2014）のデータより）

40年間で患者数は70倍に！

ここまでお読みいただいた方には、もうおわかりいただけたと思いますが、自閉症という障害には、生物学的な背景があります。けっして社会的な変化に左右されるものではないのです。

1940年代にカナーとアスペルガーによってその疾病概念が確立される以前も（自閉症という名前がついていなかっただけで）、この障害そのものは存在していたと考えられます。

しかしながら、自閉症はいつの時代にも同じような確率で発生しているわけではありません。実は、この30年ほどのあいだに、自閉症の患者数は著しく増加していることが報告されています（図6－1）。

たとえば2014年の米国疾患管理予防センタ

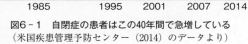

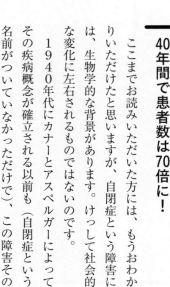

ーのデータでは、1975年には5000人に1人の割合だった自閉症患者が、2001年には250人に1人と、20倍になりました。さらにその後も増加し、2014年には68人に1人にまでのぼっています。

つまり、この40年ほどの間に、なんと70倍以上に患者数が増加したことになるのです。これは驚くべき数字といえるでしょう。

自閉症の急増の原因は？

この急増には、いったいどのような原因が考えられるのでしょうか。

ひとつ考えられるのは、この30年ほどのあいだに診断基準や診断方法などが変化したことです。つまり自閉症の疾患概念が拡大したのです。たとえば、自閉症の診断基準が確立する以前は「精神遅滞」という診断名がつけられていた症例の中に、現在の基準でいえば「自閉症」と診断されるべきものが多数あったと思われるのです。この影響は少なくありません。

また、自閉症という疾患が広く認知されたことの影響も考えられます。「自閉症」という名前が知られることにより、「うちの子はもしかしたら」と心配して受診させる保護者は増えるでしょうし、保育園や幼稚園、あるいは小学校の先生が、指導についていけない子どもに特別支援学級などを勧めるために自閉症という診断を必要とすることがあるかもしれません。そうなると、自閉症の子どもの数は同じでも、そう診断される数は増えて当然です。

さらに考えられる理由として、現代社会ではコミュニケーション力をより必要とするようになっていることがあります。たとえば農作業であれば、黙々と田植えをしているときは他者と高度なコミュニケーションをとる必要はないでしょう。そうした、いわゆる第一次産業、第二次産業が中心だった社会と比べると、単純な仕事はどんどん機械にまかせられるようになり、その分、人間がおこなう仕事は複雑になって、多くの関係者との調整力も求められるようになっています。こうした社会や産業の構造変化に適合できないとみなされた人が発達障害にカテゴライズされることもあるでしょう。

しかし、これらの理由だけで、ここまで急激な自閉症の増加が説明できるとは考えにくいこともたしかです。やはりそこには、何か生物学的な背景があるのではないでしょうか?

前章のように「遺伝子」という観点からみると、どうでしょう。その場合、なんらかの遺伝子に変異が起きて、それが次第に集団の中で広まっていった、ということが考えられます。そのような変化が大規模に生じるのが「進化」という過程です。

しかし、数十年という時間は、集団の中で遺伝子変異が広まるには短すぎると考えられます。変異の積み重ねによって自閉症が増える可能性はありますが、その影響が現れるまでには、数世代という長い歳月がかかるでしょう。とすると、この自閉症の増加は遺伝子の変異では説明できないということになります。

わずか40年ほどで自閉症が急増したという事実はすなわち、自閉症という脳の障害をもたらすものは遺伝子の変異だけではない可能性を物語っているのです。

「母体環境」は脳に影響を与える

では、遺伝子の変異のほかに何が、自閉症を引き起こしているのでしょうか。

ここで大きな要因として考えられるのは、遺伝とは別の意味での、親からの影響です。しかしもちろん、それは「冷蔵庫マザー理論」が主張するような「育て方」のことではありません。親の影響として大きなもののひとつは、生まれるときの「母体環境」です。

母体の栄養が不足していると、その影響は子の発生にダメージを与えます。体の中で脳はもっともエネルギーを必要とする臓器なので、とくに胎児の脳が育つ時期の栄養不足は、影響が大きいと考えられます。

たとえば第二次世界大戦の頃に、オランダで大飢饉が起きました。その当時に胎児だった子が大人になったら、種々の成人病の発症率が増加したという報告があります。また、英国では、新生児の死亡率が高い地域では、住民の心血管障害による死亡率も高いことが報告されました。

これらをもとに提唱されたのが「ドーハッド（DOHaD）仮説」です。聞き慣れない言葉です

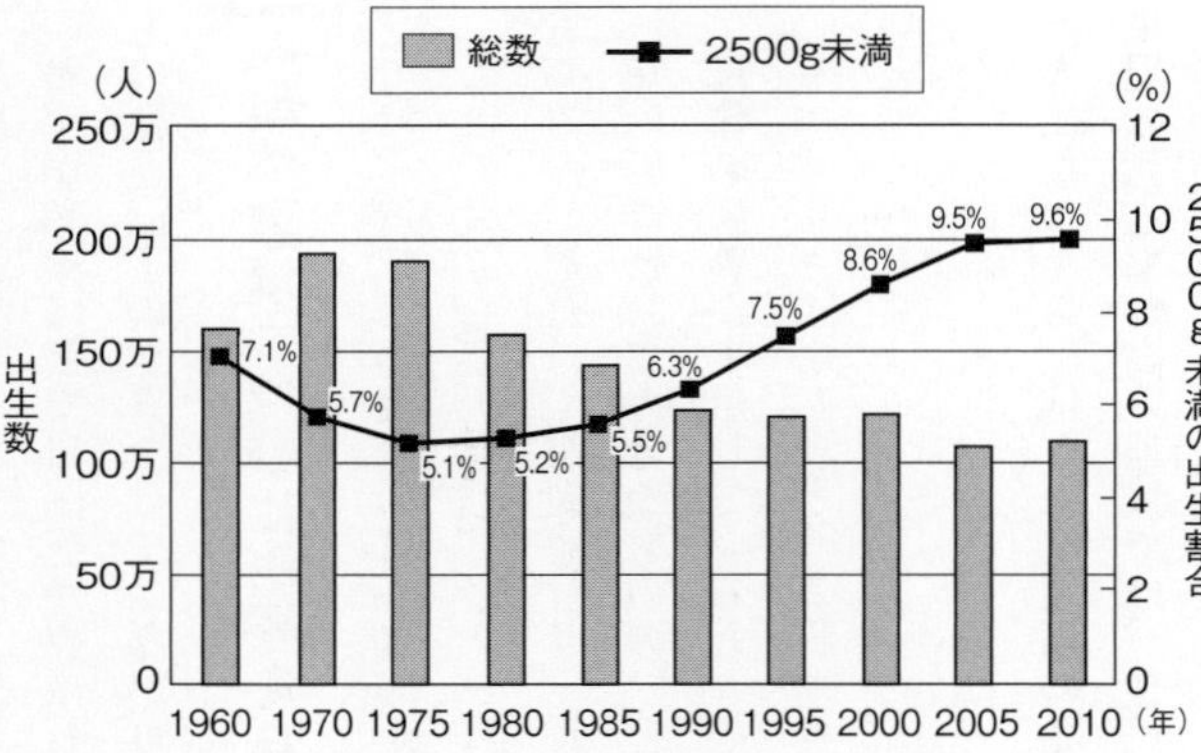

図6-2　わが国の低体重出生児の増加（人口動態統計より）

が、「Developmental Origins of Health and Disease」の頭文字をとったもので、種々の病気の起源が胎児期にまで遡れるという考え方です。強いて日本語にするなら「成人病胎児期発症仮説」、あるいは「胎児リプログラミング仮説」となります。実際にそう呼ばれることもあります。

実はオランダの大飢饉のときに胎児期にあり、極度の低栄養状態にあった子どもの集団では、統合失調症も増加したことが２００８年に報告されました。このとき、自閉症も増加したかどうかは、戦後の混乱期であり、診断基準の問題もあってわかっていません。しかし少なくとも、栄養面の問題があると、遺伝子の変異は起こらなくても、脳の発生プロセスに悪影響をおよぼすことはありうるのです。

その意味では、昨今、「スリム願望」の女性が増加しているのは、子どもの脳の発生・発達には決し

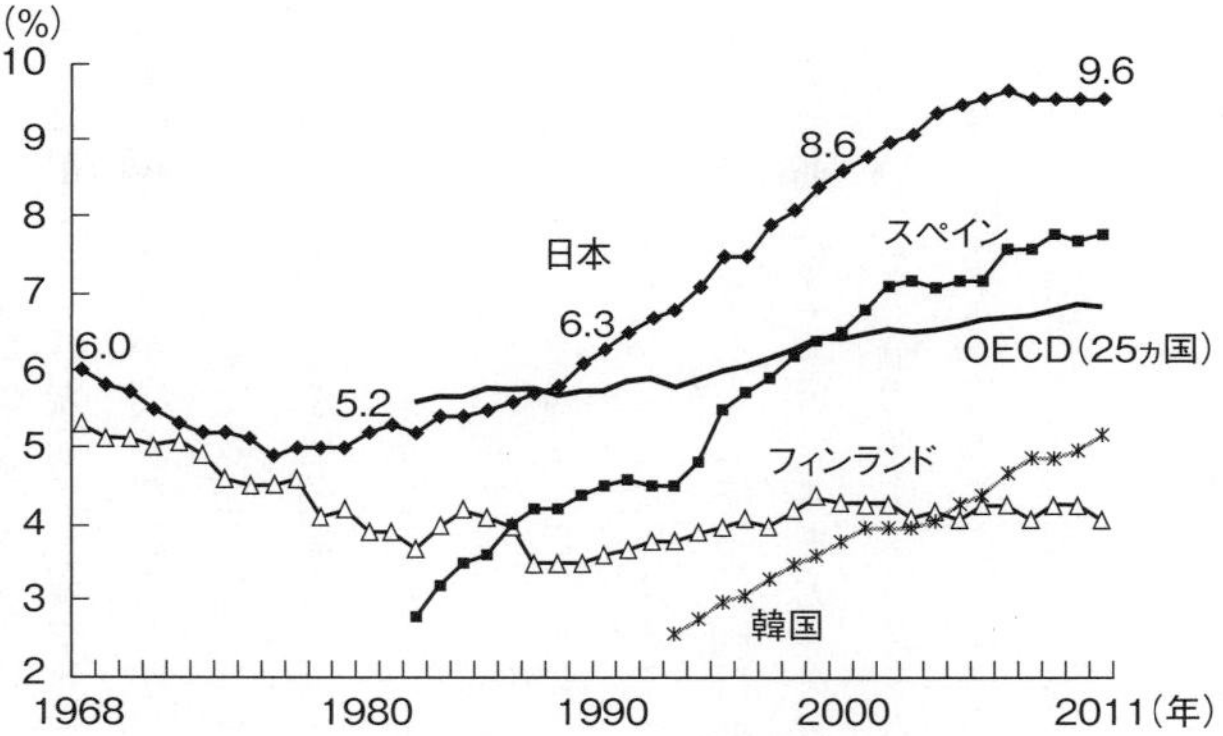

図6－3　OECD諸国の低体重出生児の増加

てよいことではないと思います。

あまり大きな関心はもたれていませんが、わが国では低体重出生児が年々、増加しています。生まれたときの体重が２５００g以下の赤ちゃんは、１９７５年に５％程度でしたが、30年ほどの間にどんどん増えて、いまや10％に達しようとしています（図６－２）。世界と比較してみると、実はＯＥＣＤ諸国の中でもっとも多いのです（図６－３）。

ひところ「小さく産んで大きく育てる」というキャッチフレーズがありましたが、脳の発生や心の発達の観点からは、決して勧められることではありません。

このほか、母体環境の問題としては、周産期（出産前後の期間）の母体感染があります。母体からのウイルスなどによって、胎児や新生児が感染症を発症するのです。これには、妊娠・分娩を通じて感染する「垂直感染」や、母乳を通じて感染する「水平感染」など、さまざまなパターンがあります。なかでも、妊娠期に風疹《ふうしん》やサイトメガロウイルス感染症に罹患すると、その子は発達障害や自閉症のリスクが高くなることがわかっています。

ただし、第1章でも述べたことを繰り返しますが、乳児に接種される三種混合ワクチンや、風疹の予防接種自体が自閉症の原因となることはありません。

さらに、胎児に悪影響をおよぼしかねない母体環境として、母親が服用する薬剤があります。たとえば「バルプロ酸」という抗てんかん薬が自閉症につながる可能性があることは、すでに動物実験によって指摘されています。

自閉症はてんかんを合併することがありますから、母親がてんかんであった場合にその子が自閉症になるリスクを有する傾向はあるかもしれません。しかし、それとは別に、バルプロ酸は後述するような「エピジェネティクス」というしくみに影響する薬物であることから、母体内に取り込まれると、脳の発生プログラムが書き換えられてしまう可能性があるのです。

一般社団法人「日本てんかん学会」のウェブサイトによると、妊娠初期に抗てんかん薬を服用した母親が出産した子が先天異常をもつ確率は、てんかんのない妊婦における確率(約4・8%)の2倍程度多くなるとのことです。ただし、その中には不適切な服用も含まれているので、薬の種類や量を正しく調整すれば、先天異常が起こる確率は下げられるでしょう。医師の適切な指導が求められるところです。

「父親の加齢」は自閉症リスクを高める

自閉症の発症に影響を与えるのは母親だけではありません。実は父親の側にも、非常に相関関係のある要因があります。

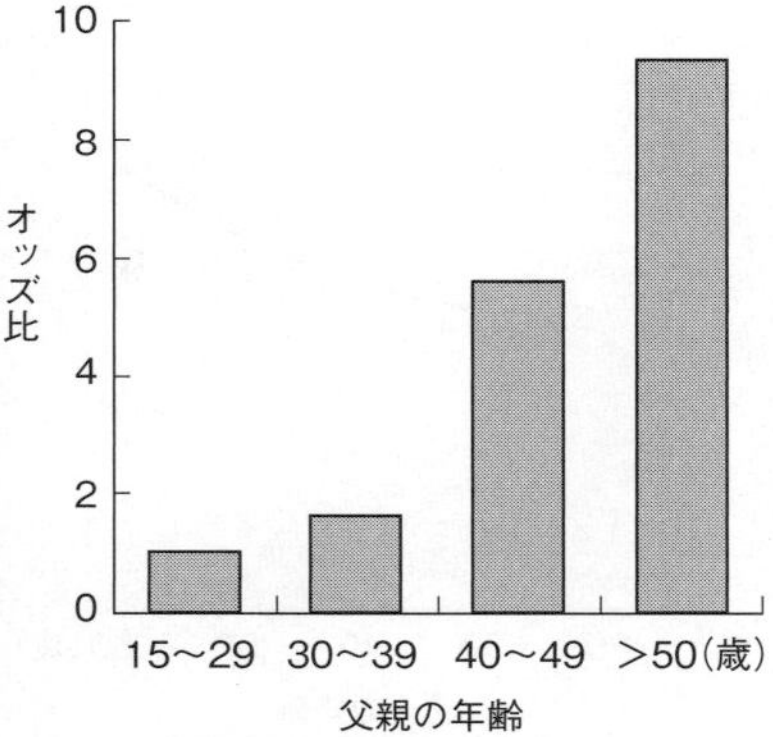

図6－4　父親の加齢による自閉症リスクの米国における疫学的調査結果
（Reichenberg et al., Arch Gen Psychiatry, 2006を改変）

それは「加齢」です。２００６年に発表された、米国における疫学的な調査の結果があります（図６－４）。これによると、父親が15～29歳のときに生まれた子が自閉症になるリスクを1とすると、30～39歳では1・7程度、40～49歳では5以上、50歳を過ぎてから生まれた子のリスクは9にまで高まることがわかりました。

父親の年齢が高いほど母親の年齢も高い可能性はありますが、40歳を過ぎてからの出産はハイリスクですから少ないでしょうし、50

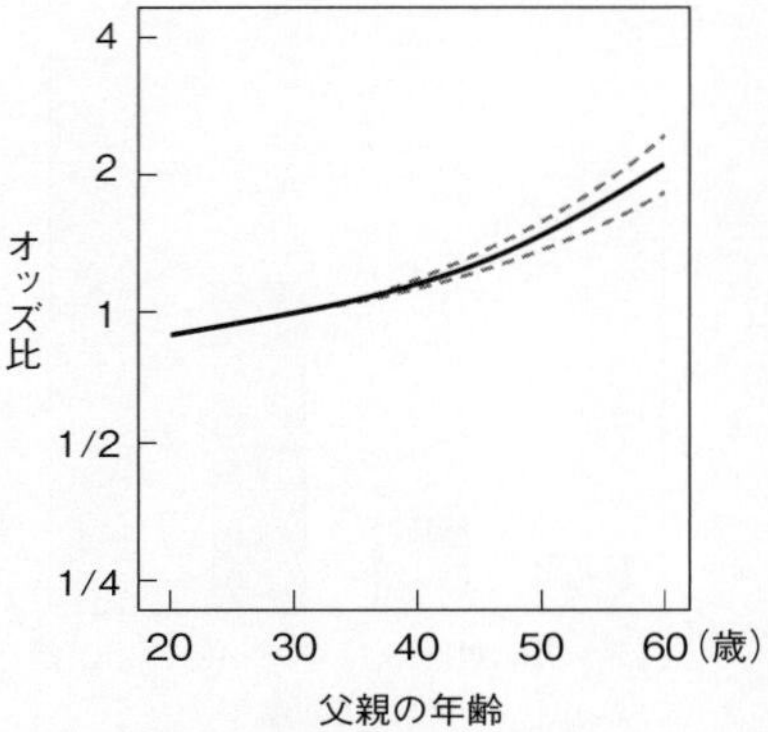

図6－5　2015年の３万人の自閉症児を含むメタ解析

（Sandin et al., Mol Psychiatry, 2015を改変）

歳を過ぎれば閉経していることも多いので、このデータは「父加齢」との相関による可能性が高いとみていいでしょう。

その後、２０１５年にデンマーク、ノルウェー、スウェーデン、オーストラリア、イスラエルの疫学データを合わせておこなわれた3万人の自閉症児を含むメタ解析の結果が発表されました。この解析でも、父の加齢と子の自閉症の間には、相関性が認められています（図６－５）。四十代の母親の子どもの自閉症発症リスクが、二十代の母親に対して１・１５倍になるのに対し、50歳以上の父親の子どもの自閉症発症リスクは、二十代の父親に対して１・６倍になりました。また、両親の年齢差が大きいほうが、子どもの発症リスクが高まるようです。

父の加齢が次世代に与える影響は、マウスの実験でも確かめられました。若い未経産のメスを異なる月齢のオスと交配させて、父側の影響のみを比較したのです。

すでに２００８年頃からいくつかの論文が出ていますが、スイス・アルビノと呼ばれる白い野生型マウスを用いた、２０１４年の研究成果を紹介しましょう（図6-6）。

生後４ヵ月のメスのマウスを、生後４ヵ月、および生後15ヵ月のオスのマウスと交配して、次世代（Ｆ１と呼びます）のマウスを得ます。マウスの寿命は最大で2年程度なので、４ヵ月はヒトでいえば30歳くらい、15ヵ月は70歳くらいとみなされます。

さて、このＦ１マウスの行動を調べてみると、老齢のオス由来のマウスでは、音声コミュニケーションの異常、社会性の異常、常同性の増加、不安の増加などが認められたのです。これらは、自閉症の症状のモデルと考えられる行動異常といえます。

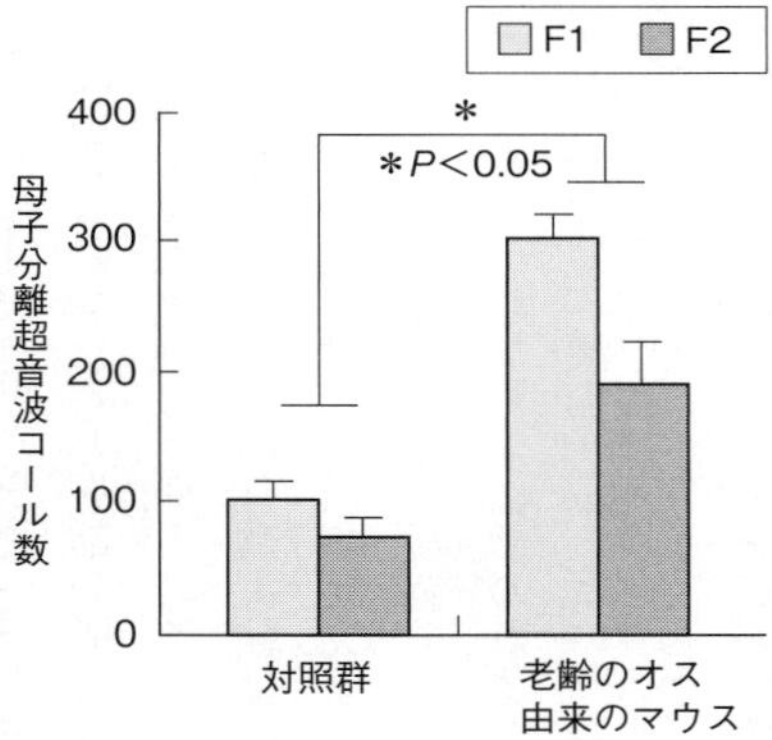

図6-6　アルビノマウスを用いた父親の加齢の影響についての実験

父親が老齢の群（右）では次世代（F1）に「音声コミュニケーションの異常」として母子分離による超音波コール数の増加が認められた。ただし孫世代（F2）では減少した
（Sampino et al., Trans Psychiatry, 2014を改変）

この研究では、さらに孫の代への影響も調べました。Ｆ１マウスのオスが４ヵ月もしくは15ヵ月になった時点で、４ヵ月のメスと交配してＦ２マウスを得ます。すると、若いＦ１マウスを父親とするＦ２マウス

（孫）は、不安症状が改善しました。ただ、そのほかの行動異常は認められたので、祖父が加齢した影響は、少なくとも部分的には孫世代まで残るといえます。

このような実験は時間も長くかかって大変なので、あまり多数のマウスを用いることができません。また、マウスの行動実験はバラつきが多いことが知られています。したがって実験結果の信頼度については、複数の研究室からの再現性を待つ必要があります。

実際、ここで紹介した研究では音声コミュニケーションの異常として、母子分離による超音波コール数の「増加」が認められましたが、別の黒い系統のマウスを用いた研究では、父加齢によりコール数は「減少」するという報告もあります。遺伝子ノックアウトにより作製された自閉症モデルマウスでも、コール数は多くなるものもあれば、少なくなるものもありました。このあたりも、より多数のマウスを用いて慎重に調べる必要がありそうです。

ちなみに、私たちが黒い系統のマウスを30匹以上用いておこなっている追試では、父加齢によりコール数は減少しました。すでに述べましたが、あまり泣かないので育てやすいと思った赤ちゃんが、3歳になって言葉が出ないので自閉症と気づいた、といった事例は、コール数の減少のほうがよい病態モデルであるように感じられます。なお、私たちの追試では、孫の代になると、父が若い場合には、祖父の加齢の影響はキャンセルされています。

こうしてマウスの実験でも、人間の調査結果と矛盾しない相関関係がみられました。だとすれば、平均寿命が延び、あるいは結婚年齢の上昇にともない、高齢で子をもつ男性が以前よりも多くなった人間では、父の加齢が自閉症増加の一因となっている可能性は大いにあるのではないでしょうか。さらには体外受精などの生殖補助医療も、父親が子をもつ年齢の上昇に無関係とはいえないと思われます。

遺伝子の変異によらない自閉症の要因としては、ともすると「卵子の老化」ばかりが取り沙汰されがちですが、精子の側の問題も大きいことは、もっと社会的に認知されてよいでしょう。

父親の加齢がリスクを高める理由

では、なぜ父親の加齢によって子が自閉症になるリスクが高まるのでしょうか。

個体のDNAの塩基配列が、加齢によって変化することは、基本的にはありません。しかし、成体になっても分裂を繰り返す幹細胞では、DNA複製の際にコピーミスが生じることがあります。そのようにしてできた変異細胞が、がんのもとになることが知られています。

本来ならばDNA複製のミスは「お直し部隊」がDNAを修復することで修正されるはずなのですが、加齢とともに「お直し部隊」の働きが悪くなると、成人期以降にがんの発症が増える原因になると考えられています。

精子もこれと同様なのです。精子が精子幹細胞からつくられるときに生じるコピーミスは、加齢とともに増える傾向があります。精子でのコピーミスが次世代に受け継がれると、前章で述べたドゥノボ変異となります。両親の百科事典には異常がないのに、子どもには文字の記載違いが起こるという変異です。

たとえば2012年に『Nature』誌や『Cell』誌に相次いで発表された論文では、ドゥノボ変異のうち約80％は父親由来であることが報告されています。つまり、加齢による遺伝子変異の増加が、自閉症や統合失調症などの発症を招いていると考えられるのです。

そして、このようなDNAレベルでの変異は、さらに次の世代に受け継がれていきます。

遺伝情報は同じでも表現型が変わる「エピジェネティクス」

ここで、さきほど紹介したマウスにおける音声コミュニケーション異常の研究について、もう一度振り返ります。

スイス・アルビノを用いた研究では、父加齢の影響による行動異常のいくつかは孫の世代にも引き継がれましたが、不安行動は孫の代でキャンセルされました。また、私たちが黒い系統のマウスを用いておこなった追試でも、孫の代で異常行動がキャンセルされました。

これは、子の代で変異した表現型が、孫の代では変異する前の状態に戻ったということです。ということは、遺伝子それ自体は子も孫も変異していないという可能性のほうが、よりありえると考えてよいかもしれません。あるいは単に、父加齢によって次世代の行動が変化するだけなのかもしれません。

いずれにせよ、このような次世代への影響を与えるメカニズムとして考えられているのが、「エピジェネティクス」という現象です。一般的にはまだなじみの薄い言葉ですが、現在の生命科学では、エピジェネティクスは広い分野から注目され、大きな研究テーマとなっています。

ごく簡単にいうとエピジェネティクスとは、ＤＮＡの塩基配列の変化をともなわずに、遺伝子発現や細胞の表現型が変化する現象のことです。「エピ」とは「上」や「あとから」という意味であり、「遺伝情報が上書きされる」とイメージしていただけばよいでしょう。

ここで、前章で説明した遺伝形質の発現プロセスをおさらいしておきましょう。

ＤＮＡには膨大な数のヌクレオチドが連なっていて、それぞれＡＣＧＴいずれかの塩基をもっています。その中で遺伝情報として特定の意味をもつ塩基配列が、「遺伝子」です。その遺伝情報がＲＮＡに転写され、それがさらに特定のタンパク質に翻訳されることで、さまざまな形質が発現する。この一連の流れを「セントラルドグマ」というのでしたね。細菌から私たち人間にいたるまで、それが生物の基本原理だと考えられてきました。

この基本原理にしたがうかぎり、同じ遺伝情報（塩基配列）からは、同じ形質しか生まれません。形質の表現型が変わるのは、遺伝子に変異が起きて、塩基配列が変わるときです。

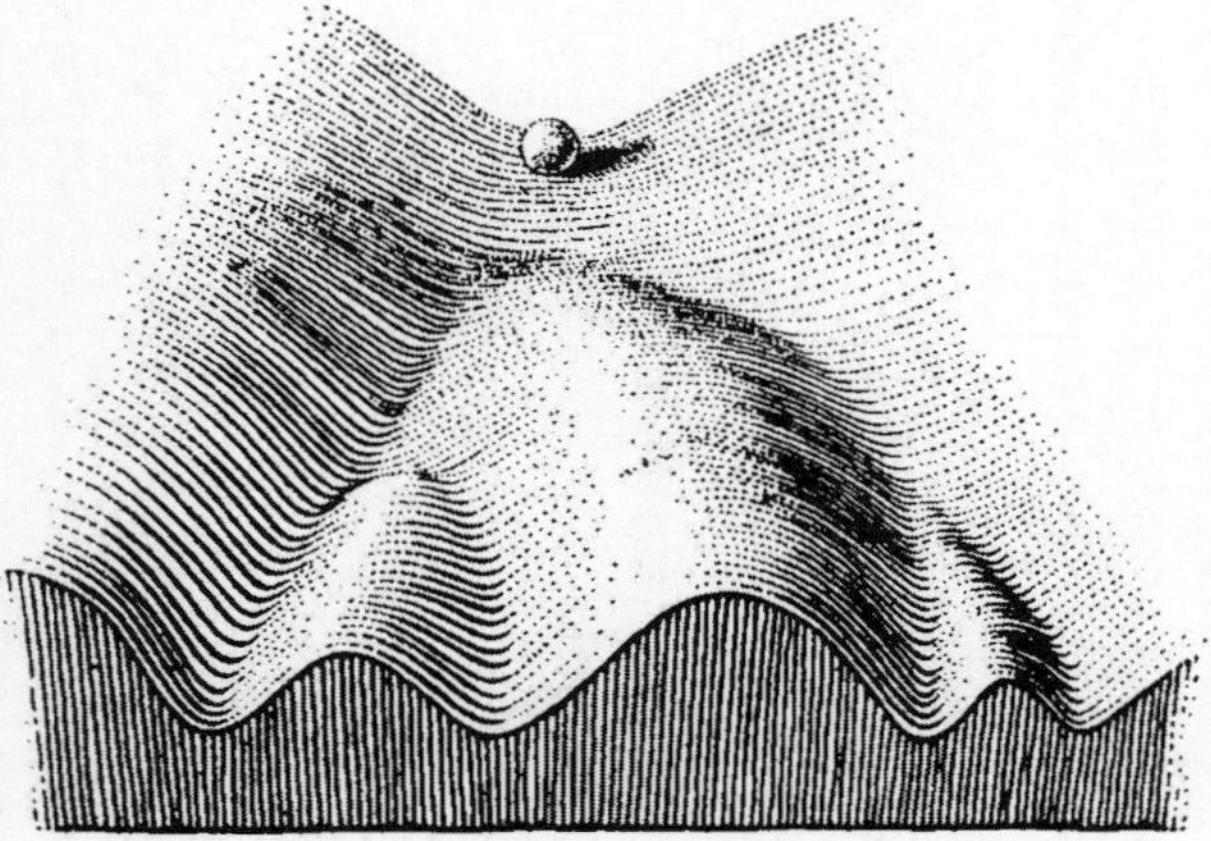

図6－7　ウォディントンの「エピジェネティック・ランドスケープ」

ところが実際には、先天的な遺伝情報は同じなのに、細胞や個体の表現型が異なるということも少なくないのです。

たとえば一卵性双生児やクローン動物は、遺伝情報はまったく同じなのに、それぞれの個体の形質は違うものになることがあります。これは後天的（ここでは受精によって個体としてのゲノムが決まったあとのことをすべて「後天的」と考えます）にうけた影響によって、遺伝子が表現型として発現するまでのプロセスの中で、なんらかの変化が起きたとしか考えられません。それを説明するために提唱されたのが、エピジェネティクスという概念なのです。

おそらく最初にこの言葉を使ったのは、イギリスの発生生物学者コンラッド・ウォディントンでしょう。彼は、受精卵からさまざまな細胞が分化していくメカニズムに関して、丘から転がり落ちるボールの絵を用いて「後生的遺伝風景」（エピジェネティック・ランドスケープ）という説明をこころみました（図6－7）。ボールが転がり落ちるときに、「たまたま」ある谷に落ち込むと、もはや「後戻りできない」ことから、同じ遺伝情報をもっているはずの細胞が、分化する間に変化していくさまを示そうとしたのです。

人間を含むさまざまな動物のゲノム解読が進んだことで、今世紀に入ったあたりから、エピジェネティクスに関する研究も盛んにおこなわれるようになりました。エピジェネティックな現象によって後天的に変化した形質が、子の世代に受け継がれるケースがあることもわかりました。ダーウィン以来の進化論では「獲得形質は遺伝しない」ことが常識とされていましたから、その点でもエピジェネティクスという概念はきわめて大きなインパクトをもっています。

「DNAのメチル化」と「ヒストン化学修飾」

エピジェネティックな変化が起こる原因についてはいろいろな仮説があります。なかでもとくに重視されているのは「DNAのメチル化」と「ヒストン化学修飾」というふたつの現象です。

DNAのメチル化とは、DNA配列の一部分で、炭素原子にメチル基が付加するという化学反応のことです。それ自体は珍しい現象ではなく、むしろ生物の体を正確につくるうえで不可欠の

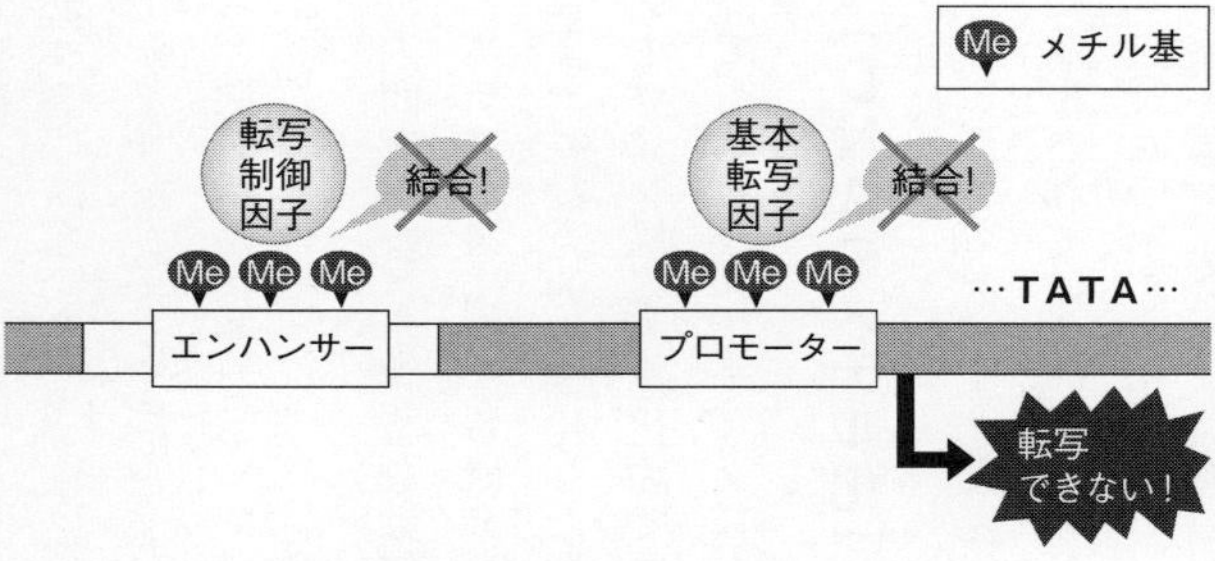

図6－8　DNAのメチル化の概念図
エンハンサーやプロモーターのメチル基が邪魔をしてスイッチが入らない

ものです。ただし先行研究では、細胞のがん化にも関わることが示されています。

前章で、遺伝子にエンハンサーやプロモーターという「転写のスイッチ」があると述べたこと（図5－11参照）はご記憶でしょうか？　このエンハンサーやプロモーターの部分のDNA配列にメチル基がくっつくと、スイッチを押す「指」の働きをする転写制御因子が結合できなくなるため、スイッチを入れることができなくなります（図6－8）。これによって遺伝子発現のオン／オフが切り替わるので、DNAの塩基配列自体が変わらなくても、形質の表現型が変わるということが起きるのです。

では、もうひとつのヒストン化学修飾とはどのようなものでしょうか。

ヒストンについても、前章で紹介しました。一個の細胞に含まれるDNAは2メートル弱もの長さがあるので、細かく折りたたむ必要があり、そのため染色体内で「糸巻

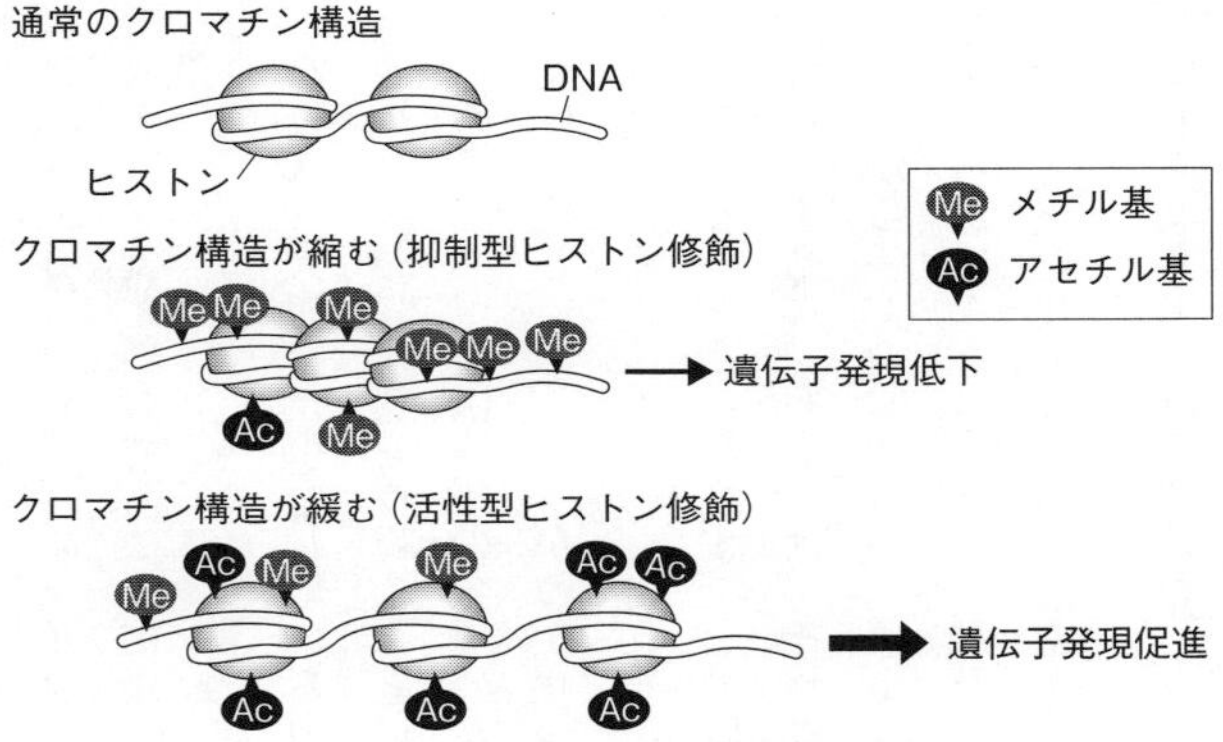

図6－9　ヒストン化学修飾の概念図

き」のような役割をするタンパク質がヒストンでしたね。ＤＮＡは数多くのヒストンに巻きつきながら、数珠つなぎに連なる形になっています。これがクロマチン構造です。

このヒストンを構成するいくつかのアミノ酸に、メチル化、アセチル化、ユビチキン化、リン酸化などの化学変化が起こることがヒストン化学修飾という現象です。これによって、クロマチン構造がぎゅっと縮んだり、緩んだりすることで、ＤＮＡのメチル化と同様に、塩基配列はそのままでも遺伝子の発現に直接あるいは間接に影響を及ぼすのです（図６－９）。

こうしたエピジェネティックな変化によって、遺伝子の働き方だけでなく、ノンコーディングＲＮＡと呼ばれるＲＮＡも変化することがわかっています。

この名前も前章で出てきました。ＤＮＡにはタンパク質の鋳型となる領域のほかに、転写はされるけれど翻訳はされない部分があり、これをノンコーディングRNAというのでした。これにはいくつかの種類があり、たとえば「マイクロRNA」と呼ばれる20塩基対ほどの短いRNAは、メッセンジャーRNAと結合することによって翻訳を阻害し、タンパク質をつくれないようにします。このしくみによって、タンパク質の産生が量的に制御されているのです。つまり、ノンコーディングRNAも大切な仕事をしているのですが、そこにエピジェネティックな変化があると、タンパク質の産生量に影響を受けることになるわけです。

このように、遺伝情報の発現のかたちはセントラルドグマ以外のメカニズムによっても、さまざまに変化していることがわかりつつあります。

父親の加齢によって子どもに自閉症が発症した場合、精子にエピジェネティックな変化が起きていることが考えられます。その原因はDNAのメチル化かもしれませんし、ヒストン化学修飾かもしれません。あるいは、それ以外のエピジェネティックな現象なのかもしれません。

これから多くの研究者が、さまざまなアプローチで調べることで、どれが原因なのかはいずれ必ず明らかになるはずです。私たちのグループでは、精子のDNAのメチル化や、精子形成過程でのヒストン化学修飾に関心をもって研究を進めているところです。

自閉症児の「早期発見」を

ここ数十年で自閉症が増加した原因について、親という要因（母体環境や父親の加齢）に絞ってみてきました。しかし、脳の発生や発達に影響を与える遺伝子以外の要素は、ほかにもあるかもしれません。なにしろ、脳や遺伝子レベルでの自閉症の解明はまだ発展途上なのです。

そこで、増加する自閉症に対応するためには、社会的な取り組みをこれまで以上に充実させることも必要です。自閉症の原因や治療法はまだわからないことばかりでも、患者に対してできることはいくつもあるはずです。

その意味で、２００４年にわが国で「発達障害者支援法」が施行されたのは、患者やその家族にとって歓迎すべきことでしょう。

これは自閉症、学習障害、ＡＤＨＤなどの発達障害をもつ人々への援助などについて定めた法律で、これによって初めて、発達障害の早期発見とその支援に関する国や地方自治体の責務、そして発達障害者の自立や社会参加のための支援などが法律に明文化されました。これまで、さまざまな障害者と共生するための福祉的な取り組みがなされてきましたが、発達障害もようやくその対象になったわけです。

自閉症児に適切な支援をするには、まずは法律にもあるように「早期発見」が重要です。わが子の行動になんらかの問題があることを感じながらも、自閉症の診断を受けることを避けたがる親は少なくありません。診断を受けることで子どもの将来が暗いものになってしまうのではないかと考える人もいるようです。しかし、それはむしろ逆であるように思えてなりません。親が面倒をみられるうちはいいでしょう。でも順番どおりなら親は子よりも先にいなくなります。そのあと子どもが自立して生きていくためには、やはりきちんと診断を受け、発達援助や生活への支援を得られるようにしたほうがいいはずです。そのことによって、医療・福祉・教育上の援助だけではなく、就労支援を得られる可能性もあるのです。

学習支援によって社会適応力を高める

自閉症児の将来のためには、教育も重要です。

何度も繰り返しているとおり、自閉症をはじめとする発達障害は「親の育て方」が原因ではありません。基本的には、脳の発生や発達に関するトラブルから起こる生物学的な障害です。ただし育つ環境が、症状の現れ方にまったく無関係とは言いきれません。器質的には同じ程度の自閉症であっても、家庭でネグレクトなどの虐待を受けた子どもは、そうではない子どもよりも症状が重篤になる可能性があるのです。

実際、自閉症児は親の愛情に反応してくれないように見えることが多いため、親から虐待の対象にされることが少なくありません。その結果として、症状がさらに悪い方向に進むことがあります。このことは自閉症児と向き合う医療や福祉の現場では、経験的によく知られています。

モデル動物の研究でも、親の養育行動に仔からの影響があることが示されています。たとえばごく最近、米国のアルベルト・アインシュタイン医学校の廣井昇教授らが、自閉症関連遺伝子*Tbx1*のヘテロ接合ノックアウトマウスを用いて、仔マウスの鳴き声（超音波帯ですが）が母マウスに与える影響について報告しました。このヘテロ仔マウスの鳴き声は、母マウスの養育行動（仔マウスを巣に連れて帰る行動）を誘発しにくいことが示されたのです。

つまり、養育行動は親からの一方的なものではなく、双方向の影響があるといえます。だとすれば、早い段階でよい教育や環境にふれることは、子どもと親の両方によい影響を与えることにつながり、自閉症の症状が緩和されることもありうると考えられます。たとえ自閉症そのものを治すことはできなくても、本人の社会適応力が向上することは期待できます。

自閉症の診断は3歳ぐらいの時点でなされます。脳の配線や髄鞘化の多くは、この時期までに完了します。しかし、できあがった脳の働きが絶対に変えられないわけではありません。第2章で述べたように、海馬などでの脳の神経新生は生涯にわたって続くのですから、学習支援をはじめとする周囲からの介入によって、ニューロンの配線をよりよくつなぐことは可能でしょう。

とくに幼少期は、身体が育つのと同様に脳もどんどん大きくなっていくのですから、その時期の自閉症児にはどのような教育を施すべきかについても、研究を進める必要があります。

患者団体が研究を後押しする米国

自閉症の増加に対処するには、こうした教育手法の研究と、私たちがおこなっているような生物学的な研究が、車の両輪としてどちらも進展する必要があります。

脳や遺伝子の研究は、基本的には創薬をはじめとする治療法の開発を目標にしています。しかし、そこからは学習支援や生活指導などに役立つ知見も得られるはずです。シナプスの形状や配線についての研究が進めば、応用行動分析にもとづく介入が有効かどうかを判別できるバイオマーカーを見つけられるかもしれません。逆に、学習支援の経験から得られた知見が、生物学的な研究にフィードバックされることもあるでしょう。これからの研究には、そうした広範な連携が求められています。

そのためには、研究者ばかりでなく、自閉症患者らで構成される患者団体も、みずから積極的に活動することが必要と思われます。そこで参考になるのが、米国の患者団体です。

たびたび名前が出ている米国のシモンズ財団は、ヘッジファンドにより巨額の富を得た数学者ジェームズ・シモンズ博士によって設立され、大学への寄付活動などをしていますが、実はシモンズ博士の娘が軽度自閉症であったことから、財団では前章の図5-13で紹介した「SFARI」という自閉症研究の支援活動もしています。

米国ではシモンズ財団のみならず、「Autism Society」や「Autism Speaks」など、いくつもの患者団体が多額の寄付金を集め、研究者や研究機関を資金面でサポートしています。

このような事業には、高度な専門知識をもつ人材が欠かせません。研究者が申請してきた研究を吟味し、どのプロジェクトに資金提供するかを審査したり、研究内容をデータベースにしたりする必要もあるからです。日々、発表される最新の研究成果をホームページで発信するのも、大事な活動です。そのため米国の患者団体には、研究者出身の人も数多く在籍しています。

税制などの社会のしくみが違う日本で、同じことをやるのは簡単ではないかもしれません。米国社会には寄付文化が根づいていますし、資産家のスケールも日本とはケタ違いですから、身内に自閉症児がいる資産家が巨額の寄付をするという事例は日本よりも多いでしょう。

しかし日本でも近年は、ただ高額の税金を国に納めて再分配されるままにするだけでなく、みずから支援したい対象を選んで寄付をしようという気運が広がってきたように感じます。

自閉症はおよそ100人に1人、ADHDや学習障害などの発達障害にまで範囲を広げれば、50人に1人以上の割合で存在します。しかも、診断を受ける人の数は年々、増加の一途をたどっているのですから、社会全体にとって決して小さな問題ではありません。ところが日本では、大人のうつ病や高齢者の認知症ほどには世間で注目されていないのが現状です。これでは、この分野の研究を志す人も増えないでしょう。もっとこの問題の重要性を世に訴えて、研究人材や研究資金が集まるしくみをつくりあげなくてはなりません。

iPS細胞による基礎研究の可能性と問題点

自閉症の研究においては、今後は、動物実験を中心とする「基礎」と、患者を診る「臨床」との連関をさらに強化していく必要があると思います。その好例といえるのは、本書で何度か言及してきた脆弱性X症候群のケースでしょう。

この症候群の研究は、まず患者集団の遺伝子解析から始まりました。それによって、X染色体に問題があることがわかりましたが、この変異が脳に何を引き起こすのかは当然、人体で調べることはできません。

そこで、遺伝子に変異を起こしたモデルマウスをつくったところ、シナプスの形成が不安定になり、興奮性と抑制性の神経伝達がアンバランスになることがわかりました。このモデルマウスを使って治療薬を探り、めどが立ったところで患者への治験が始まったわけです。

このように、基礎研究と臨床研究がお互いに「パス交換」をしながら、疾患に対する理解を深めていくのが理想でしょう。医学の世界は最終的には「患者を治す」ことが目的なので、ともすると臨床的な研究が重視されがちですが、とくに脳に関わる疾患では、動物を使った基礎研究がないと効率が悪くなります。

もっとも、最近は動物を使わずに「実験」ができる道も見えてきました。京都大学の山中伸弥教授が発見し、２０１２年のノーベル生理学・医学賞も与えられた「ｉＰＳ細胞」を使えば、患者本人の脳にメスを入れることなく、ニューロンをつくることができるかもしれないからです。

よく知られているとおりｉＰＳ細胞とは、皮膚などから採取した体細胞がある特定の遺伝子を入れることで初期化し、原理的にはどんな細胞にもなれるようになったものです。そこから分化した細胞は、ＤＮＡレベルでは、当然ながら体細胞とまったく同じと考えられます。

したがって、自閉症患者のｉＰＳ細胞からニューロンを分化させれば、患者本人の神経細胞と共通した性質をもつものが観察できることになります。

患者の神経細胞やゲノムは、次世代シーケンサーを使えば一週間ほどで端から端まで読みとることができます。それを健常者の神経細胞やゲノムと比較すれば、どの遺伝子が原因で異常が起きているのかを理解できるでしょう。さらに、それに薬を投与したときに何が起きるかも調べることができます。

ｉＰＳ細胞は「再生医療」の切り札として注目されることが多いのですが、実はこのように、患者の「病態」を細胞レベルで再現できる可能性があることも、大きな利点のひとつなのです。

自閉症関連で初めてｉＰＳ細胞を用いた研究は、早くも２０１０年に報告されました。やはりＸ染色体に関係して自閉症を発症しやすいレット症候群の患者の皮膚の細胞から、ｉＰＳ細胞がつくられ、さらにiPS細胞からニューロンが誘導されたのです。

この人工ニューロンを調べてみると、健常者から同様にして誘導したニューロンよりも、シナプスの数が減少していました。これは脆弱性X症候群の場合とは逆の現象です。このことは、自閉症の病態がいかに複雑であるかを表しているともいえます。

ただ、ここで問題なのは、iPS細胞からつくられるのはひとつひとつのニューロンであって、脳そのものではないということです。そのニューロンが脳全体の中でどのように機能するかというところまでは、調べることができません。

また、これらは人工的に培養した状態での実験なので、生体内の状況が十分に再現されているのかも、保証はありません。

たとえば第2章で、自閉症患者の脳では遠い距離と近い距離でニューロンのつながり方に違いがあることを紹介しました。そうした全体的なバランスを含めて「患者の脳で何が起きているのか」を調べるには、細胞レベルの研究と動物実験を組み合わせて、さらに患者の脳イメージングなどを参照しながら研究を進めていく必要があります。

自閉症の基礎研究はいま、こうした複合的な研究によって、病態の理解や治療法の開発に一歩一歩、近づこうとしています。

疾患の研究は、ともすると人を対象とした臨床研究が重視されがちであり、「ネズミを使って研究して、人の役に立つのですか？」と訝《いぶか》る方も少なくはありません。しかしながら、研究は基礎と臨床を車の両輪のように進める必要があります。どちらかの車輪がアンバランスに大きくても、車は前には進まないのです。研究費の配分のしかたも含め、広く国民の理解を得ることが必要と思います。

塩基ひとつの違いも「個性」になる

さらにいえば、脳や遺伝子についての基礎研究は、臨床に応用されるためだけのものではありません。その研究を通じて自閉症という疾患への理解が深まれば、それは同時に、「脳とは何か」「人間とは何か」という問いへの理解を深めることでもあります。

たとえば、私たちの遺伝子には「変異」とは呼べないレベルの違いが、一人ひとりにあります。その違いは、必ずしも異常や障害につながるわけではありません。

典型的な例には、血液型があります。日本人はA型が39%ともっとも多く、ＡＢ型は10%しかいませんが、だからといって多いほうが正常で少ないほうが異常というわけではありません。このような違いは、遺伝子配列の一部分の違いによるもので、これを「遺伝子多型」といいます。

ただし、遺伝子多型の中には、特定の疾患や障害に結びつくような配列もあります。したがって医学の世界ではいま、遺伝子多型と疾病の関係を解明することが重要なテーマのひとつとなっています。

たとえば、筆者が所属する東北大学では、東日本大震災の復興支援プロジェクトの一つとして、15万人の住民をリクルートしておこなうゲノムコホートとして、「東北メディカル・メガバンク事業」が2012年に開始しました。この事業では、地域の住民の健康調査とともに、血液、唾液などの生体試料を収集し、個人のゲノム情報と病気のかかりやすさなどを調べます。また、妊婦さんにもご協力いただいて、赤ちゃんや祖父母を含むご家族三世代の情報も収集しています。登録時点では特段、健康状態に問題のない人々も、数年にわたって追跡調査をおこなううちに、代謝病、がん、認知症などを発症する可能性があります。したがって、この事業では、どのような遺伝子多型が病気のリスクとなるのかの理解につながることが期待されています。自閉症に関しても、三世代の家系の調査結果を集めることで研究を進めていく予定です。

こうした疫学研究は、「ある疾病になりやすい体質」を明らかにするだけでなく、突きつめれば人間の「個性」の源泉に迫るものともいえるのではないでしょうか。

それは脳の研究においても同じです。ある遺伝子のひとつの塩基がAかCかの違いによって、小脳の大きさやニューロンの形状に違いが観察されたとしたら、そこにはなんらかの相関関係があると推定されます。人間の性格や才能——すなわち個性は、もちろん環境や経験に大きく左右されるものでしょうが、脳のちょっとした器質的特徴も、決して無視できないはずです。つまり、塩基ひとつのAかCかの違いも、人間の個性を決めるファクターのひとつなのです。

そして自閉症も、まさに「塩基ひとつ」という遺伝子レベルの違いによって発症しうることは、本書を最後まで読んでくださったみなさんならもう自然にご了解いただけるはずです。つまり、自閉症も「個性」のひとつにほかならないのです。

本書の冒頭でお話ししたように、自閉症スペクトラム障害とはその名のとおり幅広い連続性をもつ疾患であり、健常者とのあいだにも明確な境界線はありません。ならば脳からのアプローチによって自閉症という「個性」についてより深く知ることは、私たち自身が「私とは何者か」を知るための大きなヒントにもなるはずだと、私は信じています。

あとがき

本書の校正を進めていた3月16〜18日、天皇皇后両陛下が六たび東北被災地をご訪問というニュースが流れた。筆者が所属する東北大学では「震災と医療」の展示をご覧になられたのだが、陛下が大学構内を訪れられたのは、なんと実は今回が初めて。これまで行幸が叶わなかったのは、かつて学生運動が盛んであったためらしい。両陛下がご高齢にも関わらず、厳しいスケジュールの間を縫って、いまなお17万人の避難民がいる東北地方を訪れてくださるのは誠にありがたいことだ。その眼差しに、どれほど多くの人々が暖かい気持ちになったことだろう。

実は、本書をブルーバックスから上梓することになった背景には、東日本大震災がある。

話はいまから約4年前に遡る。『東日本大震災　石巻災害医療の全記録』という書籍がブルーバックスの一冊として2012年2月に刊行された。当時、石巻赤十字病院の外科医であった石井正先生（現東北大学大学院医学系研究科教授）が、どのように被災地での災害医療に向き合ったかを綴ったノンフィクションだ。

「そのとき、僕は肝臓腫瘍切除手術の執刀中だった」という書き出しで、この本は始まる。石井先生は、「石巻医療圏に駆けつけた、延べ３６３３の医療救護チーム、約1万５０００人を一つに組織して」災害医療に奮闘した。未曾有の災害に際して「どんなことでも、可能なかぎり詳細に」メモをとった先生のノート5冊がブルーバックスという形となり、全国の読者に届いた。

あの日のことは、被災者であってもなくても、誰でも語るべきことがたくさんある。あるいは、5年経ったいまでもまだ語る気持ちになれないという方もいるだろう。地震発生時刻の14時46分、私はオフィスでパックス6変異ラットの研究データについて大学院生と議論中だった。突然の大きな揺れを感じて、私たちはテーブルの下に身を隠した。本棚からはあらゆる書籍とファイルが降ってきた。大学院生はデータの入った大事なPCを抱えて震えていた。「ここなら大丈夫だから！」と彼女に呼びかけ続けた２００秒は、永遠に続くのではと思うほど長く感じた。

東北大学は被災地にもっとも近い総合大学として、震災直後から病院を中心に被災者の医療に関わった。それだけでなく、いくつもの復興プロジェクトを推進し、みずからも被災した教職員や学生も、地域を先導するために邁進してきた。そうしたプロジェクトの一つとして、医学系研究科や大学病院が深く関わり、「東北メディカル・メガバンク機構（ToMMO）」が文部科学省（当時）の支援を受けて、２０１２年2月に立ち上がった（本書第6章参照）。

この機構で広報・企画部門の中心として、八面六臂《はちめんろっぴ》の活躍をしているのが長神《ながみ》風二《ふうじ》特任教授である。以前には日本科学未来館で世界の宇宙飛行士を集めた大イベントを開催したこともあり、日本の科学コミュニケータ業界では知らない人はモグリだと言われるくらいの人物だ。

筆者が拠点リーダーを務めたグローバルCOE「脳神経科学を社会へ還流する教育研究拠点」に広報担当教員として参画した長神氏は、プロジェクトがあと1年というときに震災が起きたことにより、新しく立ち上がったToMMOに籍を移すこととなった。

そんな彼と2013年の夏のある日、こんな会話をした。

「震災3年目の節目を迎えるにあたって、何かできないかしら」

「たとえば石井先生の本を英語化して、世界に発信できたらいいですね」

「じゃあ、ブルーバックスの担当の方が誰だったか伺ってみましょう」

ということで石井先生に紹介していただいたのが講談社の山岸浩史氏だった。結局、英語化はさまざまなハードルが高すぎて断念せざるをえなかったのだが、それを申し訳ないと思ってくださったのか、「大隅先生、ご自身でブルーバックス、書いてみませんか?」と切り出されたのが、本書の構想だった。いま、メールボックスをひっくり返してみると、2013年9月にいただいた「別件のお尋ねです」という件名のメールが見つかった。本書のタイトル『脳からみた自閉症』は、本書で全面的にお世話になった山岸氏の頭に先にあったものだ。

自閉症や発達障害を扱った一般書は、すでに多数が世に出回っている。だが、そのような書籍の中では、残念ながら脳科学や神経生物学にもとづく最先端の知見が十分に含まれていないように思われる。すでに欧米では、次世代シーケンサーの開発とともに、精神疾患の遺伝学的解析が格段に進歩している。しかし、わが国では脳イメージングは、認知科学という文理融合的な分野としては一般への広がりを見せているかもしれないが、より生物学的なとらえ方は、なかなか伝わっていない気がしていた。だとしたら、発達障害の治療現場ではなく、実験室で動物を用いた基礎研究をおこなっている自分にも、何か貢献できることはあるかもしれない、と考えた。

思えば、自閉症のモデル動物を用いた研究により注力しようと思ったのも、人生で最大の緊急事態を経験したからだ。冷凍庫に保存していた試料や試薬を失い、研究室が復旧するまでの間、実験はストップした。必然的に、データを見直す時間、文献を読む時間、そして、じっくり考える時間が増えた。またこの頃、本学小児科の奈良千恵子先生の発達障害外来を、毎週水曜日に見学させていただいた。実際に自閉症やADHDの子どもの診察の様子を先生の後ろで拝見しながら、必死にメモをとった。本書を上梓することは、私なりの「震災」との向き合い方なのだ。

本書執筆にあたり、脳画像研究に関しては、千葉大学の若林明雄教授、東北大学の瀧靖之教授にお世話になった。また、遺伝子解析や動物モデルについて、マウントサイナイ医科大学と京都大学を兼任されている櫻井武教授に、種々のご教示をいただいた。昨年、「東北大学知のフォーラム『脳科学最前線』」という連続国際シンポジウムを企画したが、その中の「Development &

Disease」では、まさに発達障害をサブテーマの一つとして設定した。最先端の自閉症研究者から直接、伺った知見は、本書の中でもとりあげさせていただいている。また、多数の方々から本書に用いた図のオリジナルデータをご供与いただいた。ライターの岡田仁志氏は、取材時の拙い話からストーリーを組み上げてくださった。そして、日々、研究に邁進している研究室のメンバーにも、この場を借りて心から感謝したい。ありがとうございました。

毎年、4月2日は「Autism Awareness Day」として、その前後、1ヵ月くらいの間、さまざまなキャンペーンが世界で展開される。各種イベントがおこなわれ、青い服などを身につけたり、高い建物を青い光でライトアップしたりするのだ。今年は自閉症の患者団体のひとつである「Autism Speaks」がディズニーと連携し、本書でも紹介した「Inside Out」という映画のキャラクターを使って、自閉症児がどのような感覚をもっているのかを紹介する短いヴィデオをウェブページに掲載している。末筆ながら、日本でもさまざまな専門性を有する方が協力して、自閉症の認知やその克服に関わっていってほしいと願う。

2016年4月2日　ブルーのTシャツを着て

大隅典子

【た行】

さくいん

N.D.C.491.371　254p　18cm

ブルーバックス　B-1964

脳《のう》からみた自《じ》閉症《へいしょう》

「障害」と「個性」のあいだ

2016年 4 月20日　第1刷発行
2016年 6 月24日　第2刷発行

著者　大隅典《おおすみのり》子《こ》

発行者　鈴木　哲
発行所　株式会社講談社
〒112-8001　東京都文京区音羽2-12-21
電話　出版　03-5395-3524
販売　03-5395-4415
業務　03-5395-3615
印刷所　(本文印刷) 慶昌堂印刷株式会社
(カバー表紙印刷) 信毎書籍印刷株式会社
製本所　株式会社国宝社

ISBN978－4－06－257964－3

発刊のことば

科学をあなたのポケットに

二十世紀最大の特色は、それが科学時代であるということです。科学は日に日に進歩を続け、止まるところを知りません。ひと昔前の夢物語もどんどん現実化しており、今やわれわれの生活のすべてが、科学によってゆり動かされているといっても過言ではないでしょう。

そのような背景を考えれば、学者や学生はもちろん、産業人も、セールスマンも、ジャーナリストも、家庭の主婦も、みんなが科学を知らなければ、時代の流れに逆らうことになるでしょう。

ブルーバックス発刊の意義と必然性はそこにあります。このシリーズは、読む人に科学的に物を考える習慣と、科学的に物を見る目を養っていただくことを最大の目標にしています。そのためには、単に原理や法則の解説に終始するのではなくて、政治や経済など、社会科学や人文科学にも関連させて、広い視野から問題を追究していきます。科学はむずかしいという先入観を改める表現と構成、それも類書にないブルーバックスの特色であると信じます。

一九六三年九月

野間省一